Smart nurse Books 11

早わかり

たとえとイラストでかんたんマスター

# 人工呼吸器
# 換気モード
# 超入門

横須賀共済病院集中治療科 部長 　磨田 裕 編著

MC メディカ出版

本書は、小社刊行の看護総合誌『スマートナース』2009年6月号特集「たとえと図解でわかる！　人工呼吸器換気モード超入門」を元に大幅に加筆・修正を加えて刊行されたものです。

本書に記載した人工呼吸器の機種の選定、設定などは、各医療機関の規定に基づき医療従事者の責任のもと個々の患者に適した方法で行われるべきであり、結果、その内容に基づく不測の事故が生じた場合に対して、編著者、著者ならびに出版社はその責を負いかねますのでご了承ください。また人工呼吸器の設定に関しては、各機種の最新の取扱説明書をご確認ください。

# はじめに

　今日行われているような人工呼吸療法は、まだ数十年の歴史です。しかしそのあいだに、人工呼吸療法についての新たな知見や新しい技術の応用が進んでいます。新しいこともたくさんありますが、人工呼吸を行ううえで、換気モードは最も基本的な部分です。換気モードはいくつもあり、多くはアルファベット3～4文字の略語が使われています。そのためか何となく苦手と感じる人は少なくないに違いありません。本書は、人工呼吸療法での基礎をしっかり押えておくために呼吸の基本、基本的な換気モードを中心に、イラストを多用してやさしく、わかりやすく解説しています。したがって、人工呼吸療法に携わる皆さんを対象にした「超入門書」です。なお、執筆者は、どなたも第一線でご活躍中の呼吸療法、人工呼吸管理の専門家の方々にお願いしました。

　本書内の基本的知識の解説が理解できたら、さらに次のステップアップにつなげてほしいと思います。読者の皆さんが徐々に実力をつけていって、それらが質の高い医療の提供へと繋がり、多くの患者さんたちに還元されていくことを願ってやみません。

　最後に、短い期間内に原稿を執筆してくださった著者の先生方、メディカ出版の太田真弓美さん、粟本安津子さんにお礼申し上げます。

2012年1月

磨田　裕

Smart nurse Books 11

# Contents

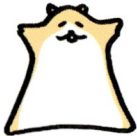

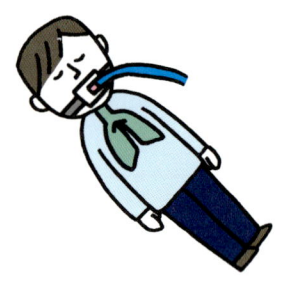

はじめに ……………………………………………………………………… 3
　呼吸器解剖図 …………………………………………………………… 6
　換気モードで用いられる用語 ………………………………………… 8

## 1 人工呼吸管理の基礎知識

**1** 自発呼吸と人工呼吸の違い …………………………………… 10
**2** 人工呼吸器の構造 ………………………………………………… 28
**3** 人工呼吸器の換気設定は何を基準にする？ ………… 31
**4** 人工呼吸器の効果は？　副作用はある？ …………… 34

## 2 これだけは押さえておきたい
## 基本の換気モード

**1** 人工呼吸器換気モードとは何？ ……………………………… 40
**2** 1回換気のしかたによる換気モード
　　VCV ……………………………………………………………………… 48
**3** 1回換気のしかたによる換気モード
　　PCV ……………………………………………………………………… 52
**4** 換気の繰り返しかたによる換気モード
　　CMV／AV／IMV／SIMV ……………………………………… 56
**5** そのほかの基本的な換気モード
　　PSV ……………………………………………………………………… 64
**6** そのほかの基本的な換気モード
　　CPAP …………………………………………………………………… 70
**7** 自発呼吸に対してサポートする換気
　　APRV …………………………………………………………………… 78
**8** 自発呼吸に対してサポートする換気
　　BCV ……………………………………………………………………… 84

**9** 発展形の換気モード
**PRVC** ……………………………………………… 92

**10** 発展形の換気モード
**VS** ………………………………………………… 94

人工呼吸器および呼吸回路の全体 ……………………… 77

## 3 NPPV

**1** NPPV ……………………………………………… 96

## 4 事例で学ぶ換気モードの変化

**1** 換気モードの変化
**術後からウィーニングまで** ……………………… 108

**2** 換気モードの変化
**急性呼吸不全の人工呼吸導入から
ウィーニングまで** ……………………………… 116

人工呼吸器回路の組み立てかた ……………………… 105

## 5 実践　グラフィックモニタの異常の
　　読み取りかた

**1** グラフィックモニタの異常の読み取りかた ………… 126
**2** いろいろな異常波形を見極める ………………… 134

**コラム**
人間は呼吸しなければ生きていけない　10／量規定換気と圧規定換気　40／まぎらわしい用語―BIPAPとBiPAP®　PCとPS　43／アシスト／コントロールモードって？　SIMVとCPAPの違い　62／換気と酸塩基平衡　63／PCVとPSVの違い　69／PEEPとCPAPの違い　72／PEEPって何？　75／実際の波形でみてみよう！　何が読み取れるのか？　141

**Index** ……………………………………………………… 142

表紙・本文イラスト　村山宇希

# 呼吸器解剖図

✤ 人体上半身

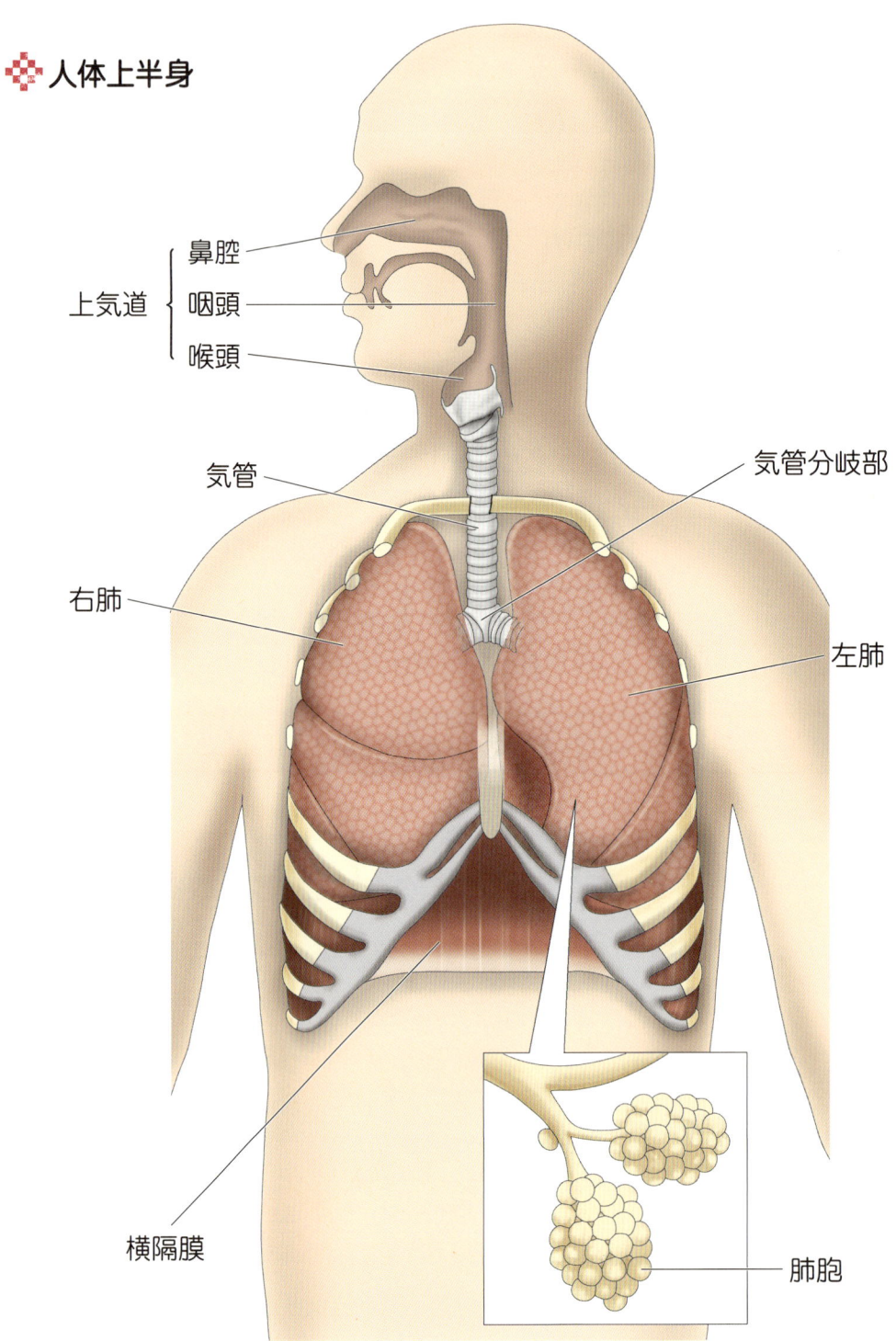

### 🟥 肺・気管・気管支

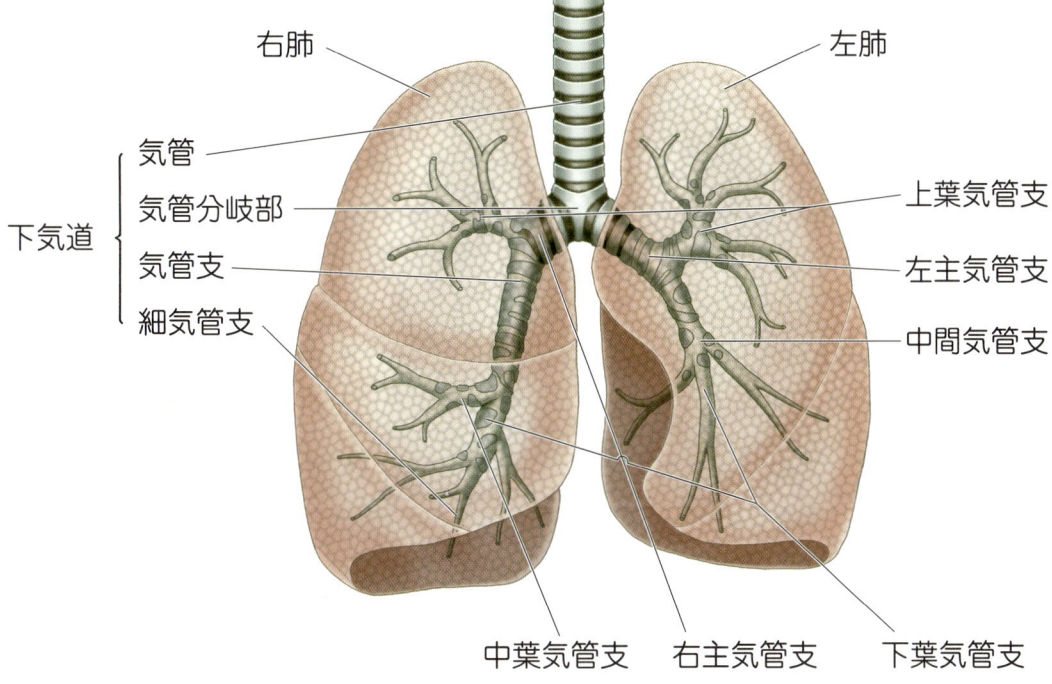

### 🟥 気管支・肺胞

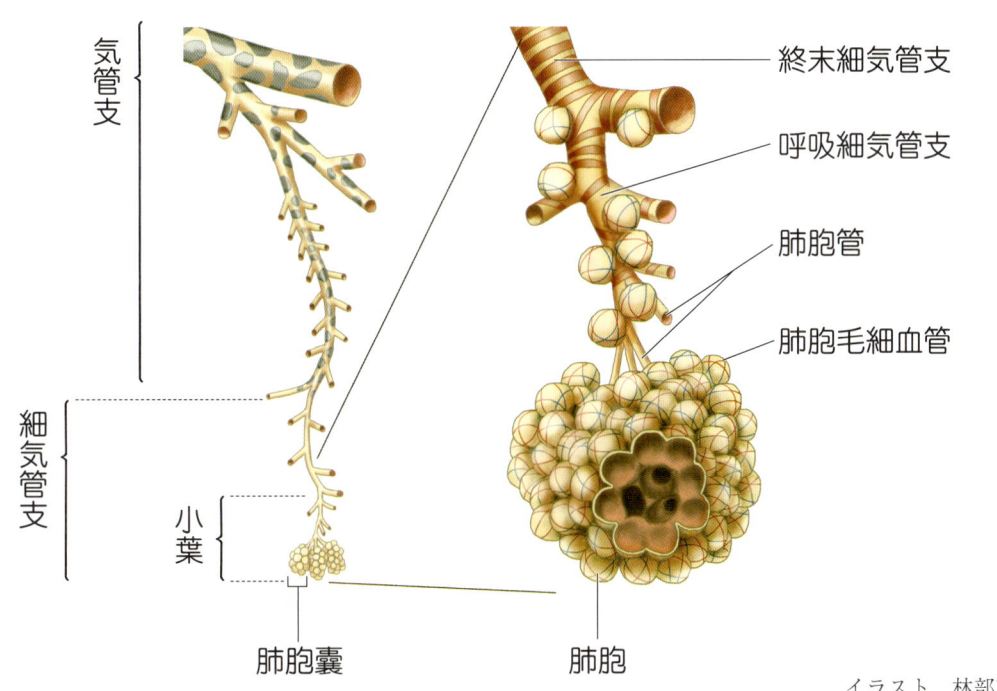

イラスト　林部京子

# 換気モードで用いられる用語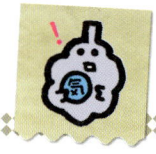

　人工呼吸器では、さまざまな用語が用いられており、同じ（またはほぼ等しい）意味でも違う用語があるので、慣れるまで大変ですね。下記のものは同じ意味の用語です。すべてではありませんが、一部を挙げていますので参考にしてください。

● **調節換気**
CMV
コンティニュアスマンダトリーベンチレーション
コントロールメカニカルベンチレーション
持続的強制換気
機械的調節換気

● **量規定換気**
VCV
ボリュームコントロールベンチレーション
量規定
量規定式人工呼吸
量制御換気
定量型
従量式換気
従量式人工呼吸

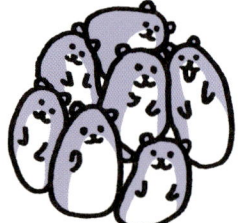

● **圧規定換気**
PCV
プレッシャーコントロールベンチレーション
圧規定
圧規定式人工呼吸
圧制御換気
定圧型
従圧式換気
従圧式人工呼吸

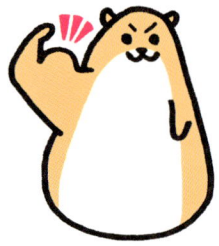

● **BCV**
バイフェイジックキュイラスベンチレーション
胸郭外二相式陰圧換気
体外式人工呼吸器
体外式陽陰圧式人工呼吸器
体外式陰圧換気

⇒人工呼吸器換気モードでよく用いられる機種別の用語は 43 ページへ

※本書に掲載されている用語がすべてではありません。各機種の用語については、取扱説明書などご確認ください。

# 1 人工呼吸管理の基礎知識

自発呼吸と人工呼吸のそれぞれの特徴、違いについてしっかり学んでいきましょう。

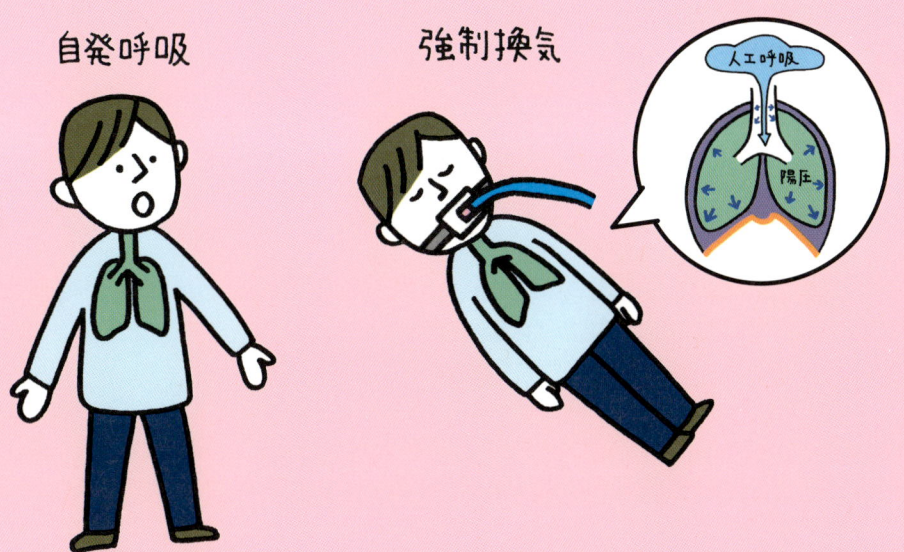

# 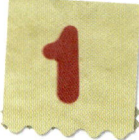 自発呼吸と人工呼吸の違い

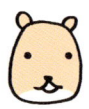 ### 大きな違いは「陰圧」と「陽圧」

　自発呼吸と人工呼吸は吸気時の胸腔内圧がそれぞれ陰圧と陽圧であり、まったく逆の関係といえます（表1）。しかし、両者は対極にある一方で、自発呼吸は人工呼吸のゴールであるという関係も存在します。すなわち、人工呼吸は呼吸運動の一時的な代替手段であり、自発呼吸に復帰することを目的とします。

　自発呼吸に適した形で進化した肺にとって、自発呼吸が老化や疾病を除いて障害的に作用することはありません。これに対して人工呼吸はどのような方式であっても、肺に対して少なからず障害的に働きます。例えば、最新の人工呼吸器が、より生理的な換気様式が可能であるとアピールしても、陽圧換気を採用する限り非生理的であることに変わりはありません。この点が両者の最も大きな違いであるといえるでしょう。なお、本章では、人工呼吸は陽圧換気を対象に述べ、胸郭外陰圧換気（84ページ参照）については言及しません。

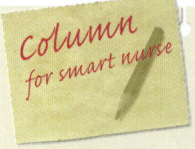

### 人間は呼吸しなければ生きていけない

　呼吸は無意識に行われています。呼吸中枢から横隔膜や肋間筋などの呼吸筋に刺激が伝達されることで、呼吸は自動的に行われているのです。
　人間の呼吸は、内呼吸と外呼吸に分けられます。
　「内呼吸」とは、血液中の酸素と組織の二酸化炭素の交換が行われるガス交換のことをいい、組織中のミトコンドリアが血液から酸素を受け取り、ブドウ糖を分解して生命活動に必要なエネルギーが産生され、二酸化炭素と水ができます。血液はこの分解された二酸化炭素を受け取ります。
　「外呼吸」とは、血液と肺胞のあいだで行われるガス交換のことをいい、肺胞は、吸い込んだ空気から酸素を取り出して血液に酸素を渡します。血液は全身から受け取った二酸化炭素を肺胞に渡し体外へ放出します。
　こうしたガス交換が絶えず行われ、生命活動を維持しているため、呼吸はとても大切なのです。

**表1** 自発呼吸と人工呼吸の違い

| | 自発呼吸 | 人工呼吸 | くわしい解説 |
|---|---|---|---|
| 進化の歴史 | およそ3億年 | 約50年 | — |
| 目的 | 生命活動の維持 | 一時的換気代替手段（ゴールは自発呼吸） | — |
| 吸気時胸腔内圧 | 陰圧 | 陽圧 | P.12 – 17 |
| 吸気仕事 | 呼吸筋・横隔膜 | 人工呼吸器 | |
| 呼気仕事 | 安静時なし、努力性可能 | なし | |
| 肺胞拡張 | 臓側胸膜下より | 中枢気道側から | P.18 |
| 不均等換気 | 存在する | より大きい | P.18 |
| 肺傷害 | 老化・疾病による | 非生理的・障害的 | P.19 |
| 横隔膜の動き | 収縮、ドームの下降 | 弛緩・麻痺 | P.18 – 21 |
| 変動性・定常性 | ファジー、代償、揺らぎ | 一定規格 | P.22 |
| インターフェイス（マスク、気管チューブ） | 開放系 | 閉鎖系 | P.23 |
| 無気肺の改善 | 容易 | 困難 | P.24 – 25 |
| 流量パターン | 漸増・漸減 | 定流量 | P.26 |

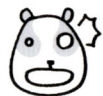 ## 生理学的な違いは？

　あなたが風船を膨らませるときは、風船の口から息を吹き込むでしょう。このとき風船はパンパンに張って、中には圧がかかっていることがわかります。しかし、風船の膨らませかたはこの方法だけでしょうか？　夜店で売っている細長い風船を膨らませるとき、吹く力の弱い子どもたちは風船を逆に口にくわえ、口を閉じて思い切り吸い上げて、まず先端を膨らませたりします（図1）。このとき口の中（風船の外）には強い陰圧が発生して頬は凹むことになりますが、そのときの風船の中は陽圧にはならずに大気圧と同じになります。

　人間の肺を風船に例えると、圧をかけて息を吹き込む方式が人工呼吸の送気のしかたで、そのために人工呼吸は、「陽圧換気（もしくは陽圧人工呼吸）」とも呼ばれます。つまり、風船の中は陽圧になっているのです（図2）。

　一方、くわえて吸い上げて風船を膨らませる方法は自発呼吸と同じといえます。自発呼吸は口の中が陰圧になって風船が膨らむという原理で拡張するので、「陰圧換気（もしくは呼吸）」と呼ばれます。ただし、風船の中が陰圧になるわけではなく、風船と口腔粘膜とのあいだが陰圧になるのです（図3）。

　つまり、自発呼吸は「陰圧換気」、人工呼吸は「陽圧換気」といえ、それぞれの圧が発生する場所は肺の内と外で部位が異なります。つまり、自発呼吸で陰圧が発生する場所は胸腔であり、人工呼吸の陽圧は気道内にかかります。

圧が発生するところは、
　自発呼吸→胸腔
　人工呼吸→気道内
　　　だよ

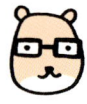

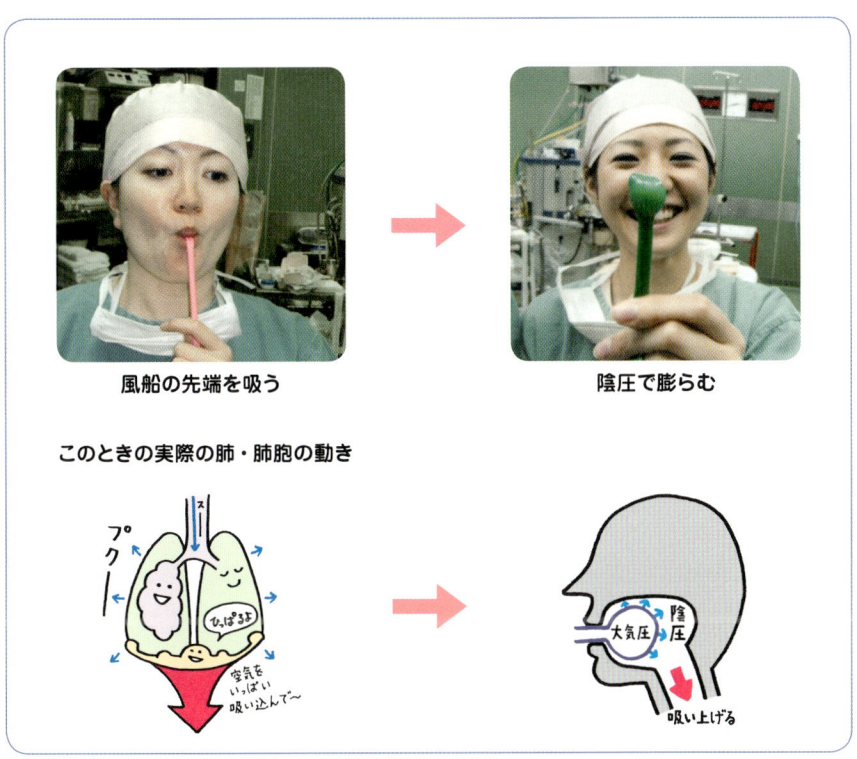

**図1** 陰圧による風船の膨らませかた

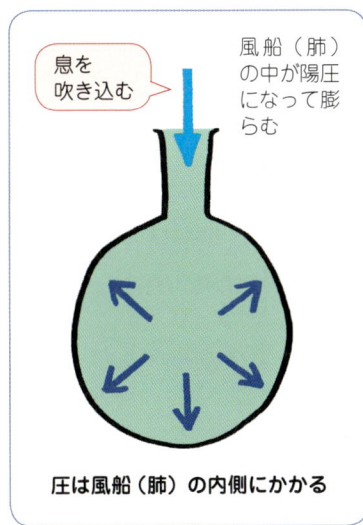

**図2** 陽圧換気モデル（人工呼吸）

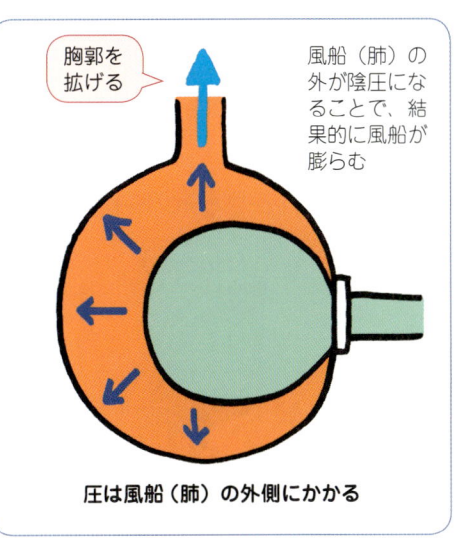

**図3** 陰圧換気モデル（自発呼吸）

 ## 胸腔内に発生する陰圧

　肺は摘出されて大気中に放置されると、まるで風船がしぼむように含気（肺内にあるガスのこと）をどんどん失って縮んでしまいます。つまり、肺は常に肺自体がもつ弾性で縮もうとしています。これに対して胸郭はバネのように押しても引いても元の位置に戻ろうとします（弾性復元力；recoil pressure）。呼気が終わったときの胸郭の位置に戻ろうとするので肺は完全には縮みません。そのときの肺容量は最大肺容量の約55％に相当します（機能的残気量）。

　つまり、胸郭の内側に存在する肺は縮もうとし、胸郭は一定の位置を維持しようとします。すると、肺と胸郭のあいだ、すなわち胸腔に陰圧が発生することになります。これが胸腔内陰圧で、健常者の呼気終末の静止時には約－5cmH$_2$Oに保たれます。

　ただし、健常者の胸腔は「腔」といってもガスが溜まるような腔はありません（図4）。肺のいちばん外側にある臓側胸膜（肺胸膜）と胸郭のいちばん内側にある壁側胸膜（いわゆる肋膜）は常に接していて、その隙間はごくわずかです。このすきまにはわずかな液体（＝胸水）が存在していて、合計でも1～20mLです。

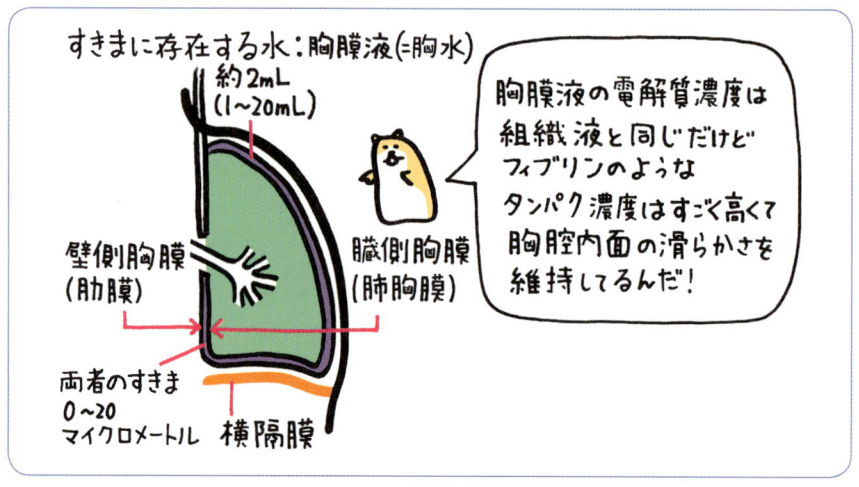

図4　健常者の胸腔

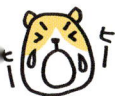

# 胸腔内圧と気道内圧

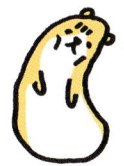

自発呼吸と人工呼吸の胸腔内圧と気道内圧は大きく異なります。

### 自発呼吸

**吸気時に胸腔内は陰圧、気道内は大気圧か若干だけ陰圧**

　自発呼吸では骨性胸郭が拡張し、横隔膜が下降する運動によって胸郭の容積が増加し、胸腔内の陰圧は－5cmH$_2$Oより大きくなります。この陰圧は臓側胸膜を介して肺を拡張させ、13ページ図3の原理で気道から吸気を誘い込みます。

　胸腔内陰圧は呼気終末の静止時において－5cmH$_2$Oですが、努力性に吸気すると容易に－40cmH$_2$Oに達します。一方、気道内圧は気道が大気に開放されるために大気圧と同じか、吸気・呼気時に胸腔内圧の影響を受け、それぞれ少しだけ陰圧・陽圧に傾きます。

　安静な自発呼吸における呼気は、吸気で押し拡げられた肺と胸郭が元に戻ろうとするrecoil pressureによって発生します。つまり、安静自発呼気では呼吸筋の活動を認めません。したがって、呼気の抵抗分だけ胸腔内圧は陽圧側へ傾きます。しかし、自発呼吸では補助呼吸筋群を使用して努力性に呼息することも可能であり、このとき胸腔内圧は＋50cmH$_2$Oにも達し、気道内圧もこれに準じて高い陽圧になります。咳嗽をしてみるとよく理解できるでしょう。

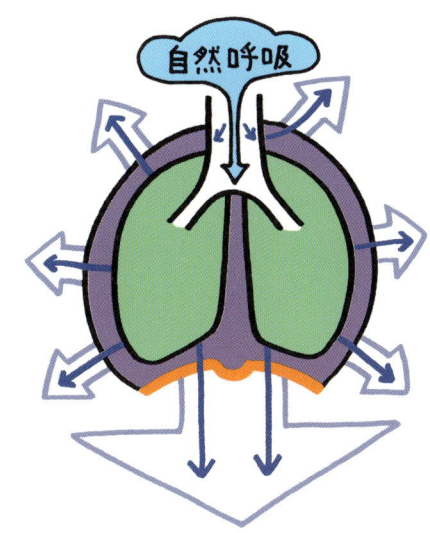

### ❖ 人工呼吸

**吸気時に気道内は陽圧、胸腔内も陽圧**

　人工呼吸は気管挿管、マスクなどインターフェイスはさまざまでも、これを介して気道にガスが送気され、肺内に陽圧が発生します。この陽圧によって、13ページ図2と同じ原理で肺は拡張し、吸気となります。したがって、陽圧換気の吸気時には気道内圧は当然陽圧であり、胸腔内圧も肺の拡張によって陽圧になります。

　人工呼吸は強制的に呼息を生み出すことはできません。つまり、安静自発呼気と同じく recoil pressure にのみ依存することになり、気道抵抗や肺コンプライアンスによって呼気が影響を受けやすく、それによって気道内圧および胸腔内圧が元のレベルに復する過程が異なってきます。

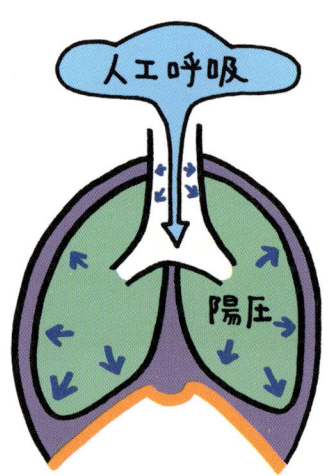

 **用語解説**

### 肺コンプライアンス

　肺コンプライアンスとは、肺の膨らみやすさ、しなやかさの指標である。
　肺が柔らかければ同じ圧をかけても拡がりやすく、コンプライアンスが高い（大きい）という。一方、肺が硬ければ同じ圧をかけても拡がりにくく、コンプライアンスは低い（小さい）と表現される。

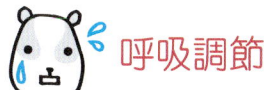
# 呼吸調節

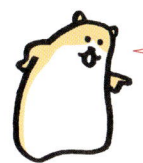
自発呼吸では呼吸中枢の動きで換気量を保っています。

## 自発呼吸

自発呼吸では血液中の $PaCO_2$、pH が一定になるように換気量が調節されます。この呼吸調節は延髄化学受容器が $PaCO_2$、pH の変化を感知し、この情報を元に延髄・橋にある呼吸中枢が換気量を決定します。また、低酸素を大動脈の化学受容器が感知すると、呼吸中枢を介して換気量を増大する反応が起こります。

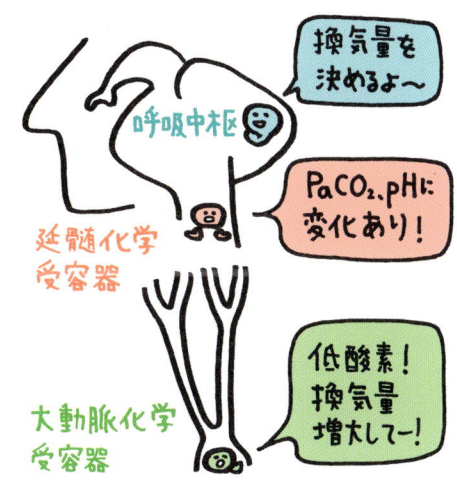

## 人工呼吸

人工呼吸では、患者さんに適正であるなしにかかわらず、医療従事者が決定する換気設定に依存することになります。

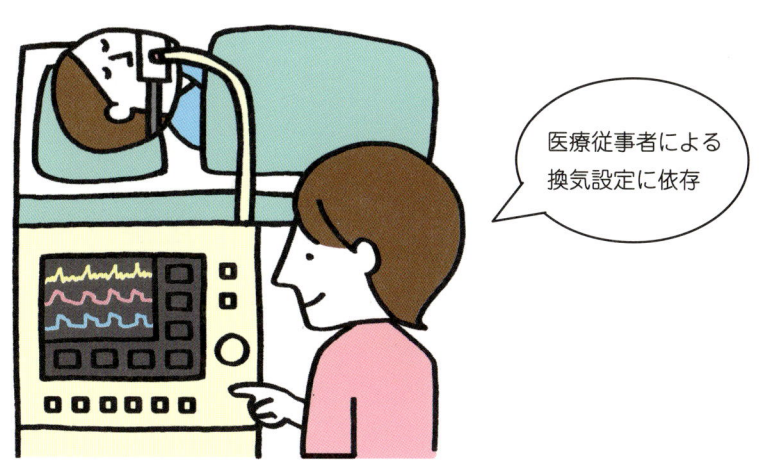

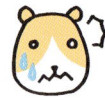
## 不均等換気

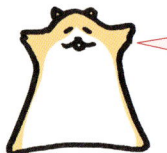
両者ともに不均等換気が生じますが、発生する部分と程度が異なります。

### ❖ 自発呼吸

肺表面（臓側胸膜）から2.5〜3cm程度の外表部（subpleural zone）が、最も拡張しやすい部分であるといわれています。すなわち、吸気は中枢気道から入ってきますが、末梢部分に誘導されやすいといえます。

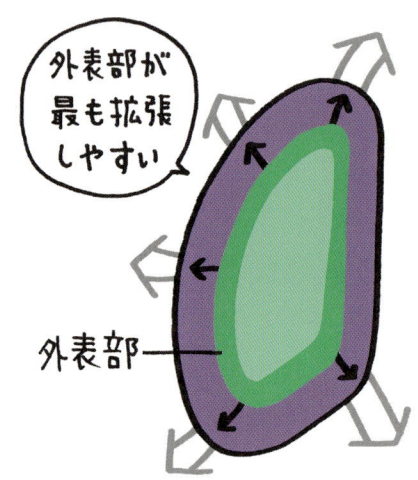
外表部が最も拡張しやすい
外表部

### ❖ 人工呼吸

中枢気道に近い部分の肺胞から拡張し、吸気抵抗と肺コンプライアンスによって換気されやすい部分と換気されにくい部分が決定されます。つまり拡がりやすいところから拡がることになります。逆に横隔膜に接する背側肺底部は、腹圧と重力の影響も加わって換気不全に陥りやすいのです。また、自発呼吸に比べて生じる不均等換気の程度は大きくなります。

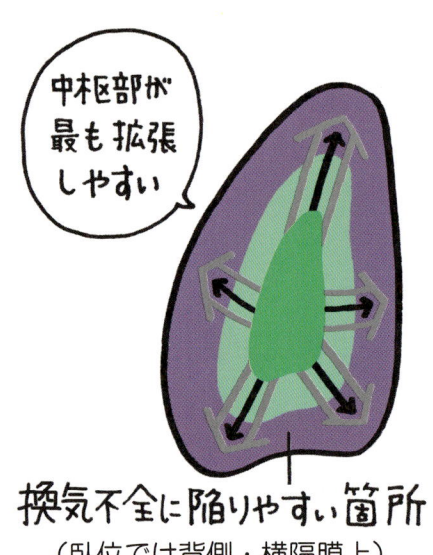
中枢部が最も拡張しやすい
換気不全に陥りやすい箇所
（臥位では背側・横隔膜上）

# 肺傷害

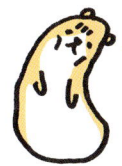
人工呼吸は肺にダメージを与えます。

### ❖ 自発呼吸

自発呼吸では老化や疾病を除くと、原則的に肺傷害は起こりません。

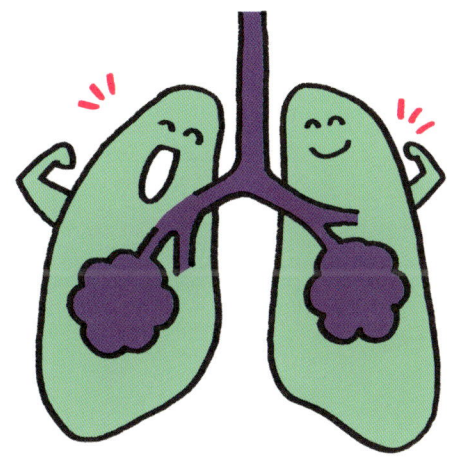

### ❖ 人工呼吸

陽圧が肺胞壁を繰り返し伸展する刺激や高濃度酸素の曝露によって、肺組織傷害が発生します。特に長期間、高い気道内圧もしくは過剰な換気量で人工呼吸されると、肺実質に免疫細胞が浸潤して肺が傷害され、肺胞構築が破壊されやすくなります。また、気管挿管下では人工呼吸器関連肺炎（VAP）が発生しやすい状況です。

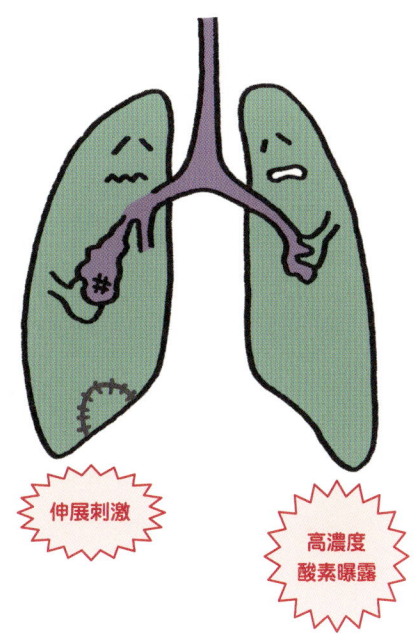

## 横隔膜と胸郭の動き

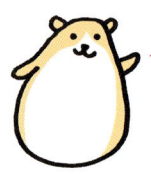
自発呼吸と人工呼吸では大きく異なります。

### ❖ 自発呼吸（仰臥位）

**安静時自発呼吸パターン**

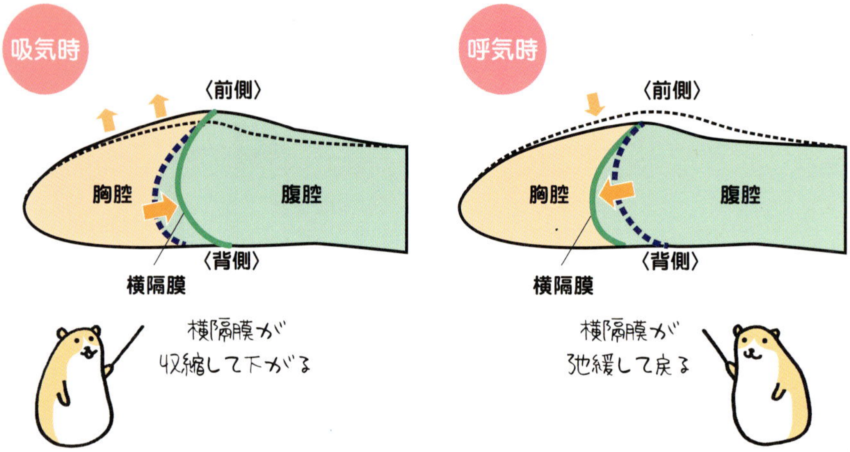

吸気時　〈前側〉　胸腔　腹腔　〈背側〉　横隔膜
横隔膜が収縮して下がる

呼気時　〈前側〉　胸腔　腹腔　〈背側〉　横隔膜
横隔膜が弛緩して戻る

　図に示すように、健康な人間でも仰臥位になると腹圧によって、横隔膜の背側部分は呼気終末に胸腔側により張り出す形になります（呼気時［上右図］の緑実線）。

　吸気時に横隔膜は収縮して、ドーム部分が腹部側に下降し（吸気時［上左図］の青点線から緑実線への動き）、胸腔内容積を増して吸気を起こします。横隔膜の面積は約 300 $cm^2$（成人）で、1.5～2cm 下降するだけで 400～500mL の吸気量（1回換気量の約7割）をつくり出します。残り3割の換気量は、下部肋骨部分の胸郭が少し拡がることで得られます。

## 人工呼吸（仰臥位）

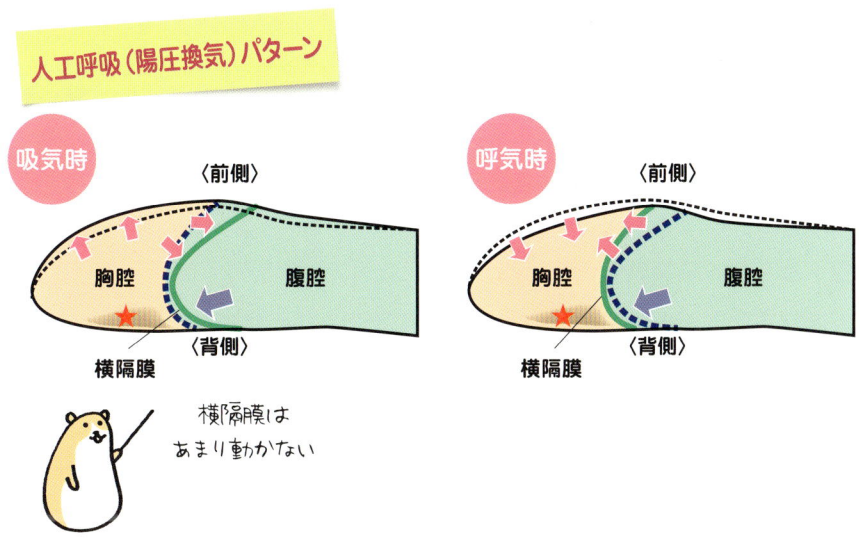

人工呼吸（陽圧換気）パターン

人工呼吸中の過度な鎮静や筋弛緩、あるいは呼吸筋疲労によって横隔膜は弛緩して、単に胸腔と腹腔を境界する1枚の膜になってしまいます。このために仰臥位では、横隔膜の背側部分は腹圧（⬅）によって、より大きく胸腔側にシフトします（緑実線）。

この状態で気管に吸気が吹送されると、主にコンプライアンスのよい（やわらかい）前胸部の肺に吸気ガスが流入します。下になる背側肺底部分は、重力と腹圧によって換気されにくいのです。収縮力をもたない1枚の膜である横隔膜は、より換気の多い前側部分がより腹腔側に押し出され、胸壁の動きも前胸部を中心に全体にもち上がります。肥満および腹部手術の術後では、さらにこの状況が助長され、下側肺（★）に換気不全が起こりやすく、無気肺が発生しやすくなります。

# 変動性・定常性

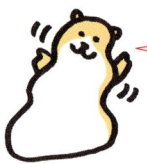 人工呼吸では一定規格の換気を行います。

## ❖ 自発呼吸

### ファジーな呼吸運動・代償・ゆらぎ

　波打ち際の波のように、自発呼吸は毎回同じにみえても少しずつ大きさが異なり、各時相の時間も少しずつ異なります。この多様性が、虚脱と不均等換気から約3億個存在する肺胞を守っている1つの重要な要素です。

　自発呼吸には代償的な動きも存在します。例えば、発声は呼気であるため、会話中には必ず息継ぎをして少し大きめの吸気をします。また、少し小さめの1回換気量が続くと、その後の一連の呼吸は少し大きめの1回換気量が続きます。すなわち呼吸特有の「ゆらぎ」という現象です。

## ❖ 人工呼吸

### 一定規格

　人工呼吸では一定の換気量もしくは一定の吸気圧、一定の吸気時間、一定の換気回数、一定のポーズ時間など一定規格の換気しか行えません。

　一定規格の換気様式は一定の物理特性を有する肺ばかりを換気するために、さらに不均等換気および無気肺を形成しやすくします。この定常性による弊害を防止するために、人工呼吸器には深呼吸（Sigh）という少し大きめの換気量を、ときどき患者さんに与える機能を採用するものも存在します。しかし、この機能にしても一定の換気量と一定の間隔に設定されています。

 **用語解説**

### 吸気終末プラトー（EIP）

人工呼吸器で肺胞の換気ばらつき（不均等換気）を是正するために、吸気が終了してもすぐに呼気を開始せず、気道内圧を高いまま（吸気圧）維持すること。

# 気管チューブと呼吸理学療法の必要性

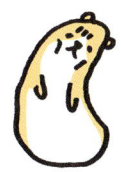 人工呼吸中は感染やQOL低下が起こるので呼吸理学療法はとても重要です。

## ❋ 自発呼吸

単純顔マスクなどのような開放系のインターフェイスで対応できます。そのために患者さんは寝返り、欠伸（あくび）、咳嗽、くしゃみ、排尿・排便動作など日常的な動きが自由にできるのです。これは人間の肺にとって自然な呼吸理学療法であって、変動性・定常性の項と同様に不均等換気や肺胞虚脱、無気肺を予防します。

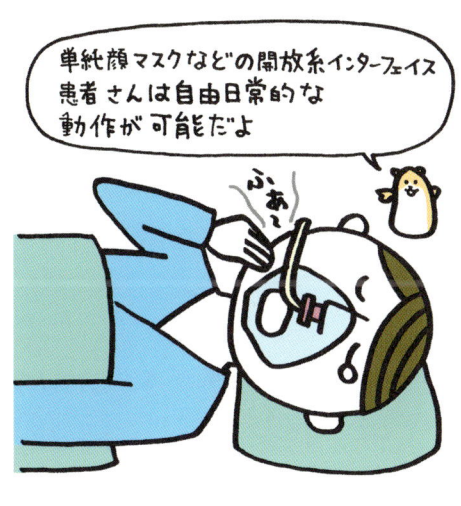

単純顔マスクなどの開放系インターフェイス　患者さんは自由日常的な動作が可能だよ

## ❋ 人工呼吸

陽圧で換気を行うには原則的に閉鎖回路が必要であり、気管チューブ、NPPV用マスクなどタイトなエアウェイが必要になります。そのために、気道感染やQOLの低下などの不利益が生じやすいのです。特に気管チューブの存在は患者さんに一定体位を強いることになり、自然な呼吸理学療法が困難になります。したがって人工呼吸中には、より強力に呼吸理学療法を進める必要があります。

気管チューブやNPPV用マスクなどは原則、閉鎖回路　患者さんは一定の体位を強制されるよ

無気肺の改善

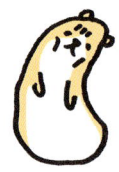 急性呼吸不全では、無気肺は重力や腹圧の影響を受けやすい下側肺に発生しやすくなります（下側肺障害）。

### 自発呼吸

　虚脱しかけた肺胞が無気肺となって増悪する現象に対して、自発呼吸は予防的に働きます。例えば、Ⓐのような中央に虚脱しかけた肺胞をもつ肺・胸郭モデルで考えてみましょう。

　自発呼吸では、外向きに作用するベクトルをもつ胸郭運動によって中央の肺胞も拡張しようとします（Ⓑ）。少なくとも中央の虚脱しかけた肺胞は、両隣の肺胞から圧迫を受けることはありません。肺胞内圧は3つの肺胞とも同じか、中央だけがガスが流入しにくいために若干陰圧に傾きます。肺底部に好発する無気肺が、横隔膜が下降する腹式吸気で改善しやすいのは、Ⓑのモデルと同じ原理です。

### 人工呼吸

　Ⓐを陽圧換気した場合、両端の肺胞が早く拡張し始め（時定数が小さい）、また大きく拡張します（高コンプライアンス）。胸郭によって胸腔内容積が制限されているために、陽圧によって拡張した両端の肺胞は中央の肺胞を圧迫し、中央の肺胞はますます拡張しにくくなります（Ⓒ）。引き続き、この状態のまま陽圧換気を継続すると、無気肺が完成します。実際に人工呼吸中は横隔膜の運動がないために、肺底部は腹圧の影響を受けやすくなります。また、体位体動も制限されるために、肺底部無気肺および下側肺障害は改善されにくいのです。

　これを予防もしくは改善するために、大きな換気量を与える手技（深呼吸〔Sigh〕や吸気保持〔Sustain inflation〕）などが試みられますが、不完全といわざるを得ません。PEEP（75ページ参照）は虚脱を防止することに対しては一定の効果がありますが、無気肺の改善には自発呼吸を促進したり、肺理学療法を併用したりしなければ効果的ではありません。

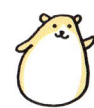 ## 無気肺モデル

**A**

胸郭 気管
肺胞 肺胞
虚脱しかけた肺胞

胸郭の中に3つの肺胞があり、中央の肺胞が虚脱しかけている。

自発呼吸すると……

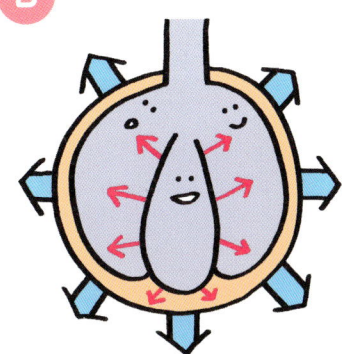

**B**

無気肺の状態で自発呼吸をすると、外向きに作用する胸郭運動と胸腔内陰圧で、虚脱しかけた中央の肺胞も拡張しようとする。

陽圧換気すると……

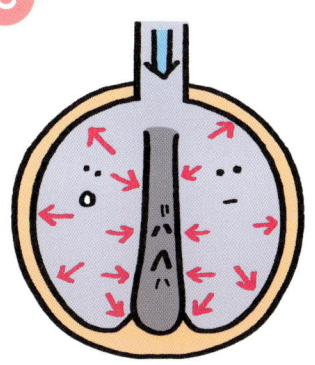

**C**

左右の肺胞が陽圧ですぐに拡張し、中央の肺胞を圧迫する。中央は開放するための圧が高く、拡がるのに時間がかかるため、肺胞はますます虚脱し、無気肺になりやすい。

---

 **用語解説**

### 時定数

肺胞の膨らみ、収縮の時間的な速さを表す指標のこと。

# 流量パターン（フローパターン）

### 自発呼吸

　流量パターンは、Ⓐのようにサインカーブ様の滑らかな曲線で、吸気から呼気への移行もスムーズです。安静吸気の最大吸気流量は、40〜60L／分と比較的大きく、努力性吸気では、瞬間の最大吸気流量は容易に150L／分を超えます。

### 人工呼吸

　以前の人工呼吸器は、一定の流量でしか患者さんに吸気を供給できませんでした。このような吸気方式を「量規定換気（定流量型）」といい、平坦な直線の流量パターンとして表現されます（Ⓑ）。

　自発呼吸の流量パターンとは大きくかけ離れ、両者が混在すると、しばしばファイティングが起きます。そのため、より自発呼吸の流量パターンに近い圧規定換気（定圧型）の吸気方式（Ⓒ）が最近の人工呼吸器で採用されますが、自発呼吸の呼吸パターンとはまだ異なる部分が多いのです。

　呼気についても、呼気弁が開放されたときに、一気に呼出されるために、始めに最も大きな呼気流量を認め、自発呼吸と異なります。

用語解説

### ファイティング

　患者さんの呼吸と人工呼吸器の補助や強制換気のタイミングが合わない状態のこと。

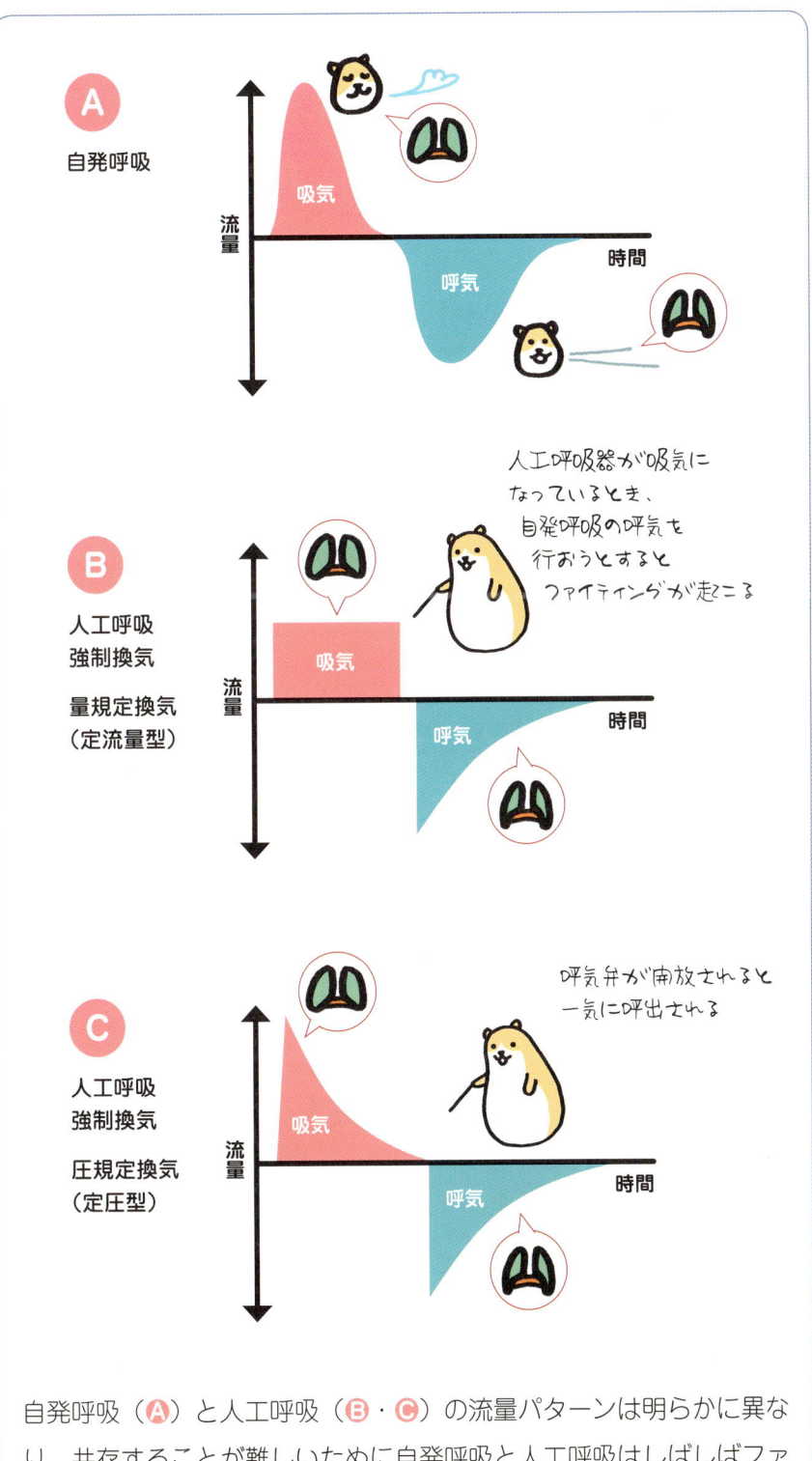

自発呼吸（Ⓐ）と人工呼吸（Ⓑ・Ⓒ）の流量パターンは明らかに異なり、共存することが難しいために自発呼吸と人工呼吸はしばしばファイティングを起こす。

# 2 人工呼吸器の構造

人工呼吸器は単なる換気装置ではなく、実はいろいろな装置の寄せ集めであり、最近は総合商社のような人工呼吸器が多くなりました。人工呼吸器は表2のような機能を1つにまとめた機器といえます。

| 表2 人工呼吸器に含まれる装置 |
| --- |
| ❶陽圧換気装置 |
| ❷酸素吸入装置（酸素濃度を規定する）|
| ❸加温加湿器 |
| ❹換気モニタ |
| ❺患者呼吸解析装置 |
| ❻患者情報インターフェイス |

　最新の人工呼吸器は、安全面の改善や使用性が向上し、その価格も非常に高価ですが、原理は初期の人工呼吸器とまったく変わっていません。例えば、最近は回路内に常にガスが流れているなど多少は改良された機能が付加されていますが、基本的に原理は同じです。ここでは陽圧換気についてのみ原理を解説します。

## 陽圧換気装置の仕組み

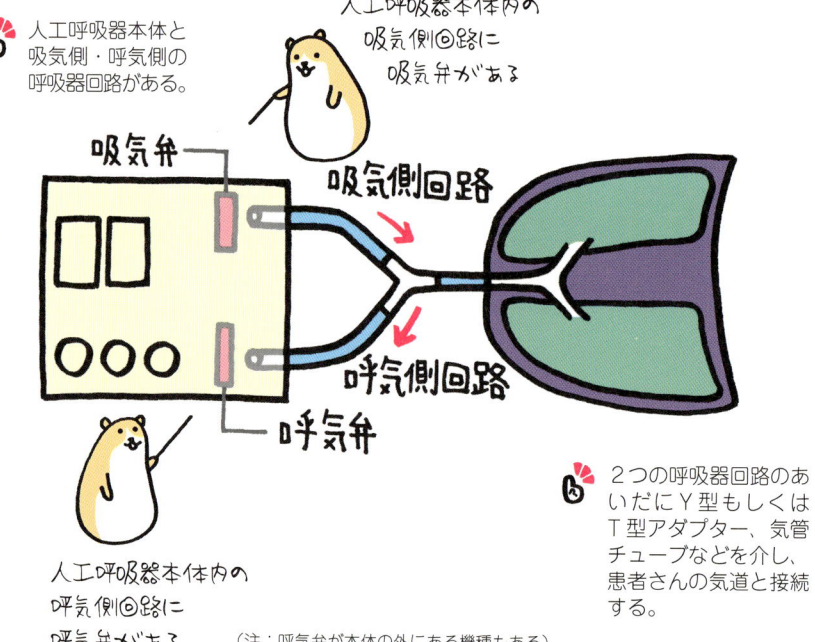

- 人工呼吸器本体と吸気側・呼気側の呼吸器回路がある。
- 人工呼吸器本体内の吸気側回路に吸気弁がある
- 人工呼吸器本体内の呼気側回路に呼気弁がある
- 2つの呼吸器回路のあいだにY型もしくはT型アダプター、気管チューブなどを介し、患者さんの気道と接続する。

（注：呼気弁が本体の外にある機種もある）

一般的な人工呼吸器には、人工呼吸器の本体に吸気側と呼気側の呼吸器回路があります。そして、その2つの呼吸器回路のあいだにY型もしくはT型のアダプターを置き、気管チューブなどのインターフェイスを介して患者さんの気道と接続します。本体内の吸気側回路に吸気弁があり、呼気側回路に呼気弁があります。

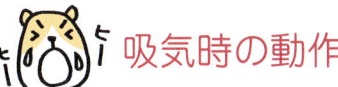
## 吸気時の動作

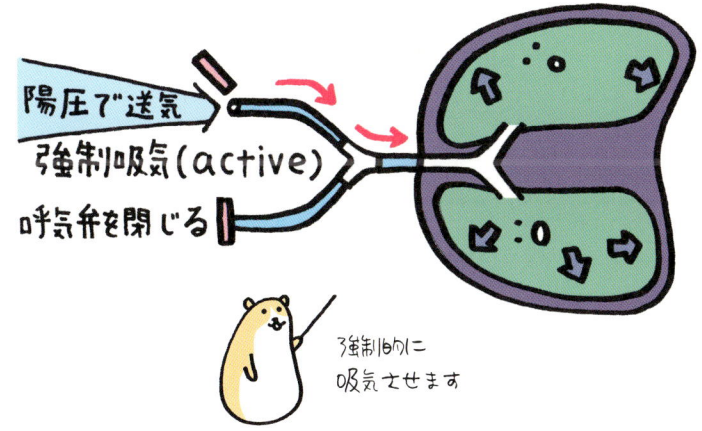

　吸気時に患者さんにガスを送気するために、呼気弁を閉じると同時に吸気弁が開き、一定の量もしくは一定の圧のガスが吸気側回路に流れ込みます。ガスは呼気側には流れないために、圧勾配に従って患者側に強制的に（active）に流れ、吸気となります。

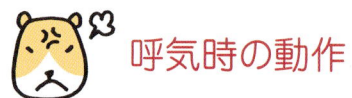
## 呼気時の動作

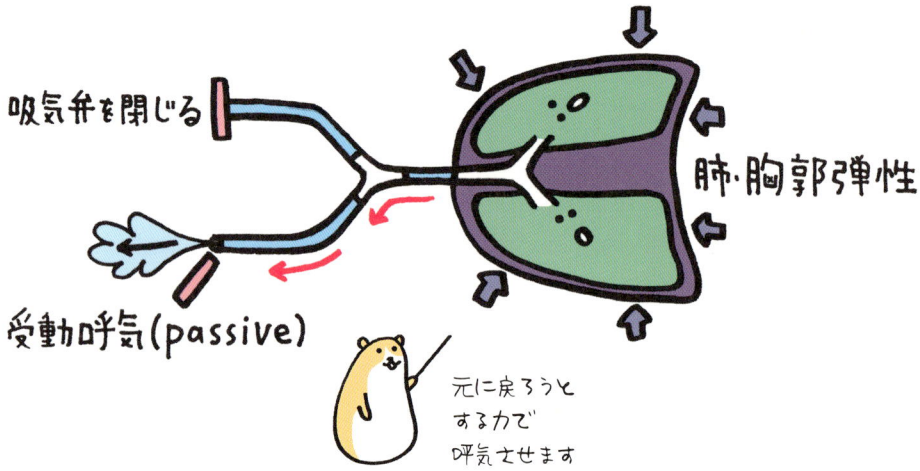

　呼気時には、吸気弁が閉じてガスの送気が停止した後に、呼気弁が開放され、患者さんの呼気が呼気側回路へ流れ、呼気弁を通って大気に放出されます。呼気は人工呼吸器が吸い出すわけではなく、吸気で膨らんだ肺と胸郭が元に戻ろうとする recoil pressure によって発生します。つまり、人工呼吸器の呼気は受動的（passive）といえます。

# 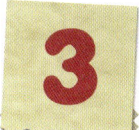 人工呼吸器の換気設定は何を基準にする?

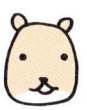 ## 安静自発呼吸の呼吸パターン

　安静時の呼吸パターンを把握することは意外と難しく、吸気と呼気どちらが長いかと尋ねても、自信をもって回答できる人は少ないはずです。まずは、自発呼吸の4つの時相（32ページ）を把握しましょう。4つの時相は深呼吸すると、誰でも確認できます。

　深呼吸では、吸息から呼息に移るときに必ず一時停止してから呼息に移ります。この時間を「吸気ポーズ」もしくは単に「ポーズ」といいます。また、呼息から吸息に移るときも、一度呼吸を休止してから吸息に移ることがわかるはずです。この時間を「休止期」といいます。

　安静時の各時相の時間に基準値というものはなく、目安を32ページに示しました。個々で非常にバリエーションが多く、体位などによっても容易に変化します。ここで注目してほしいのは吸息時間と呼息時間がほぼ同じ長さということです。人工呼吸器で使用される一般的な吸気相呼気相時間比（I：E比）が1：2だから呼息が長いと考えるのは誤りで、自身の深呼吸や全力疾走後の呼吸を体験するとよくわかるはずです。各時相の時間はあくまでも目安であって、実際に意識してその通りにやろうとすると苦しくなります。

※人工呼吸器の吸気時間の設定には、実際にガスが送られる吸気（送気）の時間を表現するものと、吸気ポーズを含めた吸気相の時間を指すものがある。ここでは正確を期すため、実際に呼吸運動が認められる時相をそれぞれ「吸息」、「呼息」と表現する。

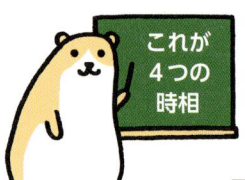

| 時相 | 吸息 | 吸気ポーズ | 呼息 | 休止期 |
|---|---|---|---|---|
| | 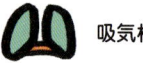吸気相(I) | | 呼気相(E) | |
| | 実際に吸気運動が観察できる時間帯 | 吸息と呼息のあいだで、極めて短時間だけ換気運動が停止する時間帯。深呼吸では吸気ポーズを確認しやすいが、安静時には完全に換気運動が停止する吸気ポーズは確認しにくく、吸気ポーズを吸息の中に含めるとする意見もある。しかし、吸気終末から呼息初期までの限りなく吸息呼息運動が停止に近い時間帯（流量が非常に小さい時間帯）を吸気ポーズとすることが多い。 | 実際に呼気運動が観察できる時間帯 | 呼息終了から吸息開始までの呼吸運動が確認できない時間帯。極めて少ない呼気流量が声門部分に発生していても、呼気努力を認めず、注視しても胸郭に動きを確認できない場合は、休止期に含めることが多い。 |
| 目安 | 1～1.5秒 | 0.2秒 | 1～1.5秒 | 残りの時間 |

##  I：E比は、なぜ1：2が一般的なのか？

　安静時の呼吸パターンは次のように示すことができます。吸息時間と呼息時間が上表の目安の時間でほぼ等しいとすると、呼吸数が12～15回／分のときにはI：E比が1：2になります。

　内訳を以下で想定し、シミュレーションすると、

　　呼吸数が12回／分＝1呼吸サイクルは5秒の場合
　　吸息時間＝呼息時間＝1.5秒、吸気ポーズ時間：0.2秒
　　休止期＝5秒−1.5秒（吸息）−1.5秒（呼息）−0.2秒（吸気ポーズ）＝1.8秒

　上記から吸気相と呼気相の時間は、

　　吸気相＝1.5秒（吸息）＋0.2秒（吸気ポーズ）＝1.7秒
　　呼気相＝1.5秒（呼息）＋1.8秒（休止期）＝3.3秒

　したがって、I：E比は、
　　I：E比＝1.7秒：3.3秒≒1：2

　また正常肺の時定数を気道抵抗と肺コンプライアンスの正常値から算出すると、呼気は吸気の1.5倍の時間が必要となることが計算で理解できます。

呼気の吐き残しをなくして、呼息運動を吸息運動に円滑に転換するための時間を加え、余裕をもって約2倍の時間が必要であると考えるとI：E比は1：2となります。いずれにしても、I：E比＝1：2は安静呼吸数のときを基準に求められた数字で、換気回数が少ない設定や多い設定では、実際の吸息と呼息が十分な時間であるのか、あるいは過剰になっていないかを注意すべきです。

　ただし健常者においても、安静時に吸気相の2倍ある呼気相のうちで、実際に呼息が確認できる時間はその半分程度です。

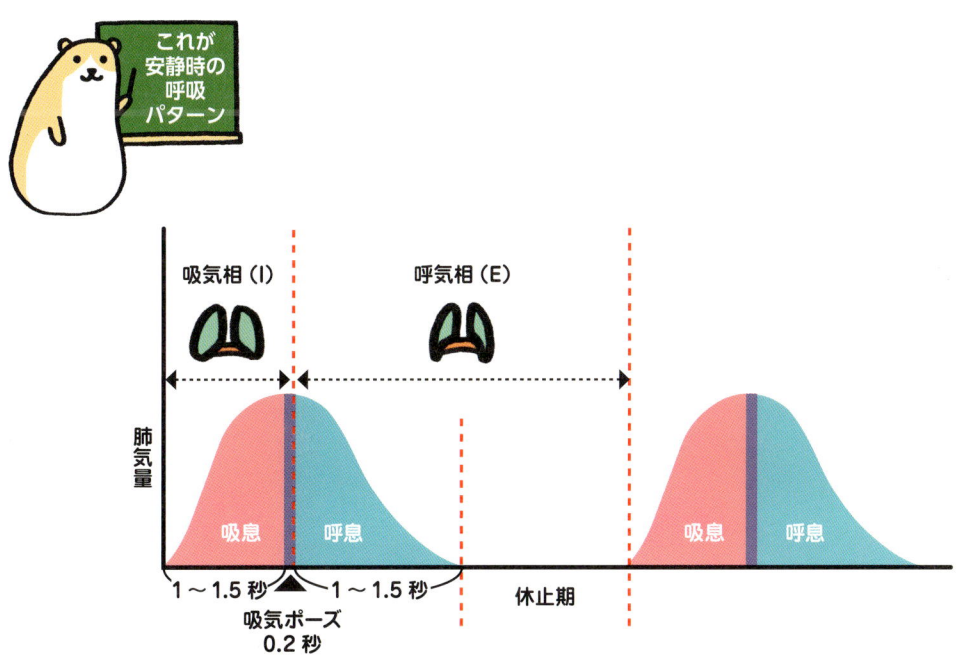

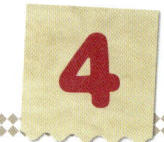

# 4 人工呼吸器の効果は？ 副作用はある？

人工呼吸療法に期待する効果は、❶酸素（$PaO_2$、$SaO_2$）の維持、❷ $PaCO_2$ と pH の維持（酸塩基平衡、特に pH の改善）、❸呼吸筋疲労の回復です。

 ## 人工呼吸と酸素（$PaO_2$、$SaO_2$）

酸素つまり $PaO_2$ の維持に関して重要なのは、吸入気酸素濃度（$FIO_2$、38 ページ参照）と PEEP（75 ページ参照）です。

人工呼吸器では加圧して、十分な酸素濃度のガスを肺胞に送り、潰れた肺胞を圧力で膨らませることで、肺胞が酸素を取り込めるようになります。PEEP は肺胞が潰れないようにするための有力な手段です。したがって、図5のように一般的に $FIO_2$、また PEEP を上昇させるほど酸素の取り込み（$PaO_2$ 上昇効果）は改善します。ただし $PaO_2$ 上昇効果は肺のシャント率によって差が出ます。

なお、この酸素の取り込み効率は、一般に、$PaO_2 \div FIO_2$（P／F、ピーエフ比、38 ページ参照）で表します。例えば、$FIO_2$ が 50％のときに $PaO_2$ が 100mmHg だった場合、P／F は 200mmHg になります。だから酸素化の程度を評価するとき、そのときの $FIO_2$ が何％であるかは非常に重要なのです。

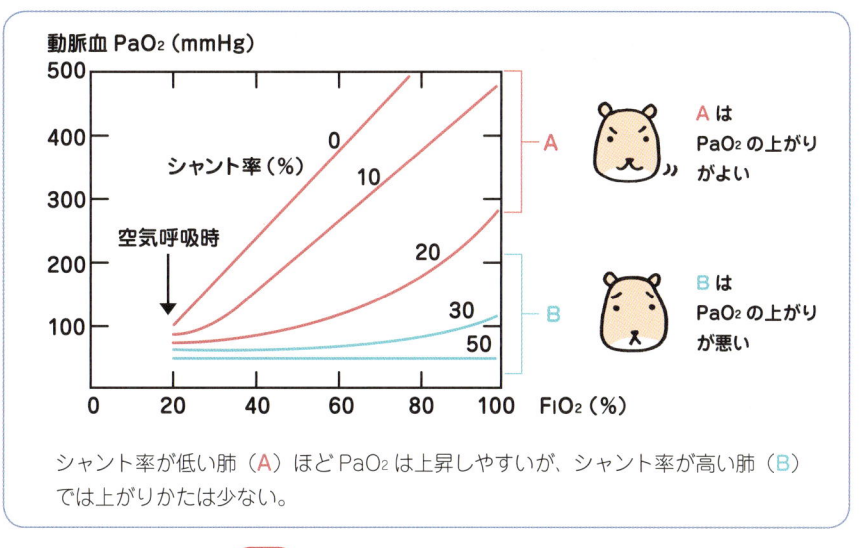

シャント率が低い肺（A）ほど PaO₂ は上昇しやすいが、シャント率が高い肺（B）では上がりかたは少ない。

**図5** FiO₂ の変化と PaO₂ 上昇の程度

Nunn's Applied Respiratory Physiology, 6th ed. Philadelphia, Elsevier, 2005, p127 を元に作成

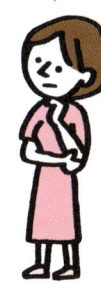

比較的状態がよい肺では、FiO₂ を上げると PaO₂ も上がる。しかし、肺の状態が悪くなるほど、FiO₂ を上げても PaO₂ は上がりにくい

 用語解説

シャント

酸素を取り込めない肺胞を通り静脈血が動脈側にそのまま流れていくこと。短絡（＝シャント）すること。シャント率が高い＝短絡が多い。

##  人工呼吸と PaCO₂、pH（酸塩基平衡）

　呼吸状態が悪化して、PaCO₂ が上昇することがあります。このとき換気量が低下している場合が多く、これを「低換気」といいます。人工呼吸器はこの低換気を改善、すなわち換気量を増加させることができ、その結果、PaCO₂ が低下します。ここで重要なのは、36ページ図6のように、PaCO₂ は換気量（分時換気量、厳密には肺胞換気量）によって左右され、ほぼ反比例することです。また、PaCO₂ は酸塩基平衡の関係に従って、pH にも大きな影響を与えます。つまり PaCO₂ が上がると pH は低下し、反対に PaCO₂ が下がると pH は上昇します。なお、人工呼吸管理において PaCO₂ の目標値は 40mmHg とは限らず、もっと高い値とすることもあります。

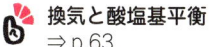 換気と酸塩基平衡 ⇒ p.63

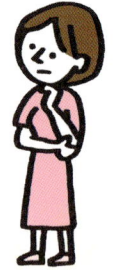
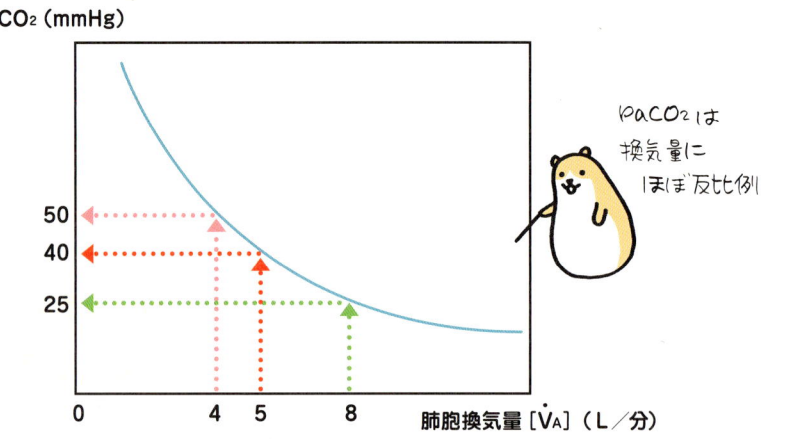

両者は反比例の関係にある。例として、肺胞換気量が 5（L／分、赤点線）から 4 に減少すると（ピンク点線）$PaCO_2$ は 50mmHg になり、8 に増加すると（緑点線）25mmHg になる。なお、実際の人工呼吸器では肺胞換気量を設定するのではなく、分時換気量（1 回換気量×換気回数）を設定するが、ほぼ同様の変化になる。

**図6** 肺胞換気量と $PaCO_2$ の関係

##  人工呼吸と呼吸仕事量（呼吸筋疲労の回復）

　自発呼吸には呼吸筋の仕事が必要です。呼吸不全で肺が硬くなれば、肺を膨らませるための呼吸仕事量が増加します。健常人の呼吸仕事量はわずかですが、呼吸不全では非常に大きくなり呼吸筋が疲労します。人工呼吸ならば、患者さんの自発呼吸努力がなくても、またわずかでも呼吸できます。調節換気では呼吸筋は完全に休息でき、PSV（64 ページ参照）などでは呼吸筋と人工呼吸器の両方で呼吸を行うので、呼吸筋は少し手抜きができ、疲労回復を待つことができます。

## 人工呼吸の副作用

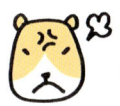

人工呼吸は非生理的な呼吸であり、やはり副作用が避けられません。
主な副作用は以下の通りです。
人工呼吸器を使う効果を評価しつつ、副作用を極力抑え、そして各種の換気モードを使い分けながら人工呼吸管理を進めていきます。

- 血圧低下など循環抑制
- 圧外傷（バロトラウマ、気胸）
- 人工呼吸器関連肺損傷（VILI、VALI）
- 人工呼吸器関連肺炎（VAP）
- 呼吸筋萎縮
- 頭蓋内圧上昇
- 肝、腎機能低下

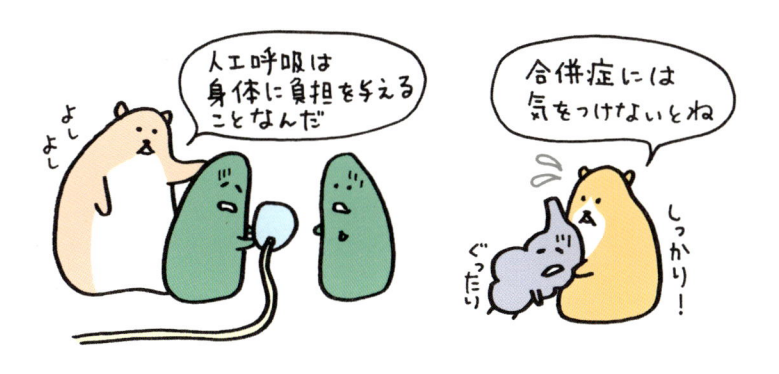

### 用語解説

#### $PaO_2$・$PaCO_2$

$PaO_2$ は、動脈血酸素分圧といい、動脈血中に含まれる酸素の分圧（$N_2$、$O_2$、$CO_2$ が混合したガスで各成分がもつ圧のこと）を示している。空気呼吸下での基準値は 80〜100mmHg。

$PaCO_2$ は、動脈血二酸化炭素分圧といい、動脈血中に含まれる二酸化炭素の分圧を示す。基準値は 35〜45mmHg。$PaCO_2$ が高値の場合、肺胞の換気量が少ない状態といえる。$PaO_2$、$PaCO_2$ ともに、ガス交換の指標とされる。

$PO_2$、$PCO_2$ というのは、単に $O_2$、$CO_2$ の分圧という意味であり、$PaO_2$、$PaCO_2$ と「a」をつけることは動脈血（artery の a）の値であることを意味する。「A（大文字）」は肺胞を意味することになっている。
　分圧について示すときには、先頭に「P」がつく。

**P**a**O**$_2$ ⇒ 動脈（a）血の酸素（$O_2$）の分圧（P）

**P**A**O**$_2$ ⇒ 肺胞（A）の中のガスの酸素（$O_2$）の分圧（P）

**P**a**CO**$_2$ ⇒ 動脈（a）血の二酸化炭素（$CO_2$）の分圧（P）

**P**A**CO**$_2$ ⇒ 肺胞（A）の中のガスの二酸化炭素（$CO_2$）の分圧（P）

## $SaO_2$ と $SpO_2$

　$SaO_2$ は、動脈血酸素飽和度といい、動脈血液ガス分析によって侵襲的に動脈中のヘモグロビンにどれだけ酸素が結合しているかを示す指標である。基準値は 100 ～ 96％。
　$SpO_2$ は、経皮的動脈血酸素飽和度といい、パルスオキシメータを用いて、非侵襲的に動脈中のヘモグロビンにどれだけ酸素が結合しているかを示す指標である。
　飽和度について示すときには先頭に「S（サチュレーション）」がつく。

**S**a**O**$_2$ ⇒ 動脈（a）中で酸素（$O_2$）が結合している飽和度（S）

**S**p**O**$_2$ ⇒ 経皮的にパルスオキシメータ（p）を用いて計る動脈中で酸素（$O_2$）が結合している飽和度（S）

## $FIO_2$

　$FIO_2$ は、吸入気酸素濃度といい、吸入する酸素の濃度を示す。room air では酸素は 21％なので $FIO_2 = 0.21$、100％酸素投与では $FIO_2 = 1.0$ となる。

## P／F

　P／F とは、P／F 比または P／F ratio ともいい、動脈血酸素分圧と吸入気酸素濃度の比（$PaO_2 \div FIO_2$）のこと。肺の酸素化能を評価する１つの方法である。
　例えば、$PaO_2／FIO_2 < 300$ を急性肺損傷（acute lung injury; ALI）、$PaO_2／FIO_2 \leqq 200$ を急性呼吸窮迫症候群（ARDS）の診断基準としている。

# 2 これだけは押さえておきたい基本の換気モード

基本の換気モードを図解します。ポイントをしっかり押さえておくと、よりよいケアが行えるようになります。

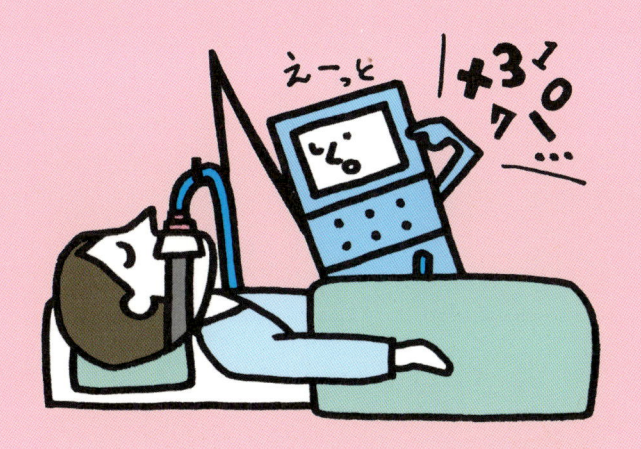

# 1 人工呼吸器換気モードとは何？

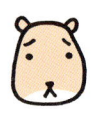

## そもそも換気モードとは？

　人工呼吸は基本的に陽圧換気であり、肺に入っていくガスは酸素・空気です。この人工呼吸器からのガスの送り出しかたを、どのような圧力・量・タイミングとするかという制御のしかたがいろいろあります。この制御様式が各種の換気モードです。

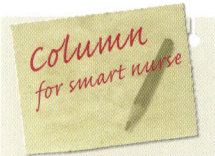

---

**Column for smart nurse**

### 量規定換気と圧規定換気

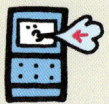

　量規定換気と圧規定換気は、人工呼吸器で強制換気を行う際、何を基準にして肺へ送気するかを表しています。「量」を決めて強制換気する方法のことを「量規定換気」、「圧」を決めて強制換気する方法のことを「圧規定換気」といいます。

　量規定換気は、設定された1回換気量が保証された換気方法です。量制御（従量式）換気ともいいます。気道内圧は肺の状態によって変化します。気道内圧は気道の抵抗と肺コンプライアンスによって決まるので、気道内圧が上昇したときは肺コンプライアンスが低下、つまり肺の状態が悪化したことを示します。

　圧規定換気は、吸気時の気道内圧を一定に保つ換気方法です。圧制御（従圧式）換気ともいいます。1回換気量は肺の状態によって変化します。1回換気量が保証されていないため、換気量を確認することが重要です。

⇒グラフィックモニタの見分けかたのポイントは128ページへ

## 基本波形（正常パターン）

:肺・肺胞の動きを表す

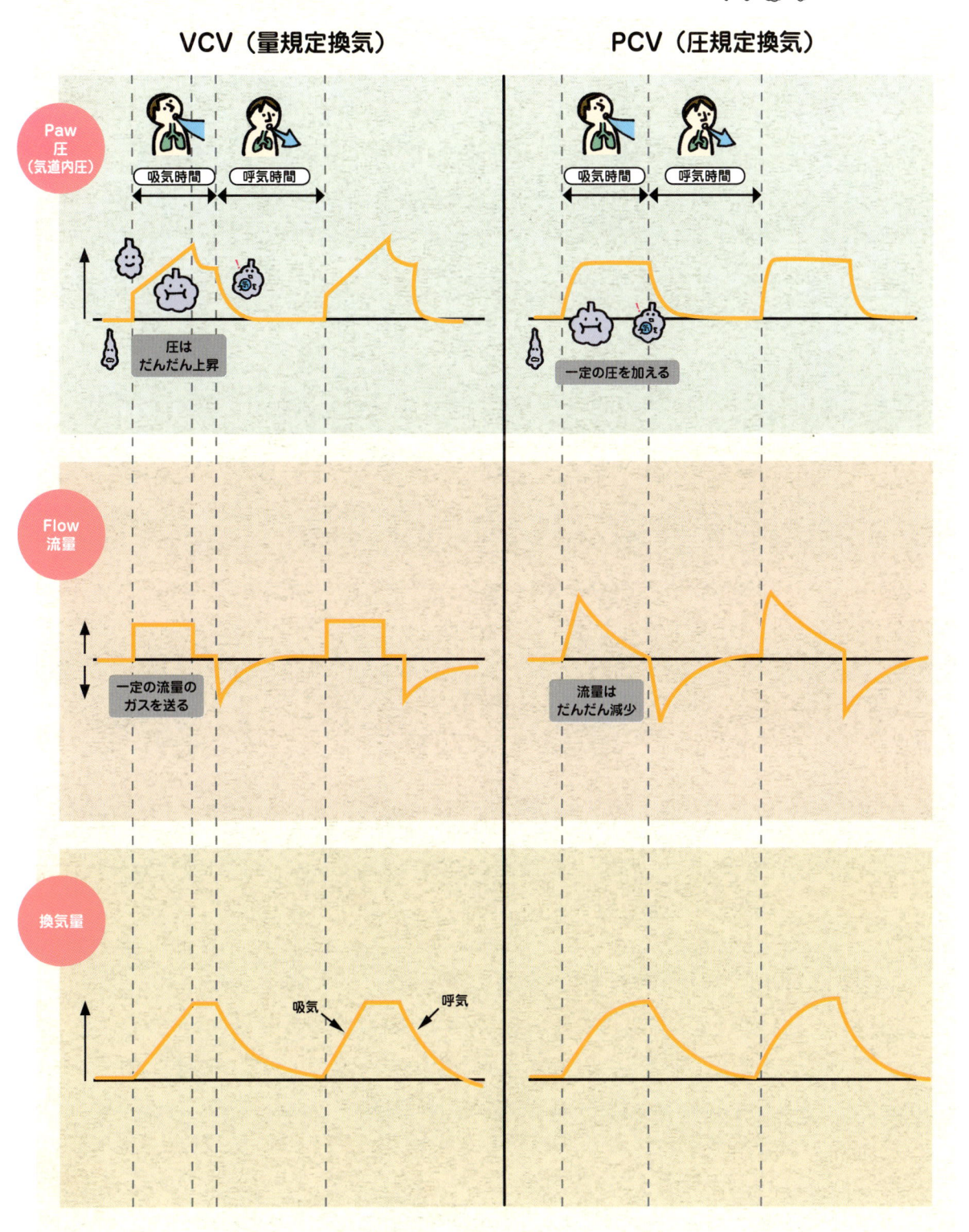

### VCV（量規定換気）

**Paw 圧（気道内圧）**
吸気時間／呼気時間
圧はだんだん上昇

**Flow 流量**
一定の流量のガスを送る

**換気量**
吸気　呼気

### PCV（圧規定換気）

**Paw 圧（気道内圧）**
吸気時間／呼気時間
一定の圧を加える

**Flow 流量**
流量はだんだん減少

**換気量**

早わかり人工呼吸器換気モード超入門　41

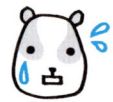

## 機種別 換気モード用語の違い

　人工呼吸器などの用語は、英語ないしは英略語が大半で、英語が苦手……と最初から苦手意識をもってしまう人もいます。しかし、用語を日本語に訳したとしても、意味がイメージしやすいかといえばそうともいえません。例えば、調節換気は換気を調節するという意味ですが、まぁ人工呼吸なんだから機械的に換気を調節するのは当たり前のような気がします。そして、複数機種の人工呼吸器を用いている施設では、人工呼吸器の機種によって用語が違うので、覚えにくく混乱してしまうといったことはよく聞く話です。

　表3は日本で稼働している代表的な人工呼吸器のモードのうち、CMV、SIMV、BIPAP、CPAPといったよく用いられるモードについて機種による違いを示しています。実際に用いられているすべてのモードは網羅していませんが、学習を進めるうえでの参考にしてください。

　調節換気に相当するモードは、表3に示したように、CMV（continuous mandatory ventilation／controlled mechanical ventilation）、従量式VC（volume control）、A／C（assist control）などと機種によって呼びかたが変わってしまいます。

　一方で、SIMV（synchronized intermittent mandatory ventilation：同期式間欠的強制換気）は、機種によって大きく呼びかたは変わりませんが、エビタやザビーナでは圧規定式のSIMVはなく、BIPAP（biphasic positive airway pressure：二相性陽圧換気）がそれに相当すると考えてよいでしょう。ここでいうBIPAPはバイパップと呼ばれる圧規定の換気モードです。マスクで行うBiPAP®とは違うので、注意してください。

　また、CPAPは自発呼吸をサポートするモードであり、強制換気が入らないモードであることからSPONT（Spontaneous：「自発的な」の意）やCPAP（PS）、あるいは自発呼吸を補助するプレッシャーサポート（PSVあるいはPS）と併せて呼称されているようです。

**表3** よく用いられる換気モードと機種別の用語

| 機種 | 調節換気 | SIMV(+PS) | BIPAP | CPAP（+PS） |
|---|---|---|---|---|
| ❶ニューポート e500／e360 | A／CMV（VCかPCを選択） | SIMV（VCかPCを選択） | A／CMV、SIMVでオープンバルブon＋PCを選択 | SPONT |
| ❷ベネット840 | A／C（VCかPCを選択） | SIMV（VCかPCを選択） | BILEVEL | SPONT |
| ❸サーボ-s(i) | 従量式（VC）<br>従圧式（PC） | SIMV（VC）<br>SIMV（PC） | Bi-vent | プレッシャーサポート／CPAP |
| ❹エビタ／ザビーナ | IPPV（CMV）※1<br>BIPAPアシスト※2 | SIMV | BIPAP | CPAP |
| ❺ベラ | ボリュームA／C<br>プレッシャーA／C | ボリュームSIMV<br>プレッシャーSIMV | APRV／BiPhashic | CPAP／PSV |

日本での取り扱いメーカー：
❶（株）東機貿　❷コヴィディエン ジャパン（株）　❸フクダ電子（株）　❹ドレーゲルメディカルジャパン（株）
❺アイ・エム・アイ（株）
※1 量規定式の調節換気はIPPVないしエビタの一部機種やソフトウェアのバージョンによってはCMVと表示されます。
※2 圧規定式の調節換気に相当するモードはBIPAPアシストとなります。

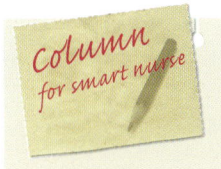

---

**Column for smart nurse**

## まぎらわしい用語 —BIPAPとBiPAP®

**BIPAP** ⇒ BIPAP®は厳密にはDräger社の人工呼吸器に搭載されるモードを指しますが、一般的には高いCPAP圧（高圧相）と低いCPAP圧（PEEP）の2つのCPAPレベルを交互に切り替えることで、自発呼吸の補助から強制換気までさまざまな対応が可能なモードといえます。

**BiPAP®** ⇒ フィリップス・レスピロニクス合同会社製NPPV装置の機器名称のことです。

## PC（プレッシャーコントロール）と PS（プレッシャーサポート）

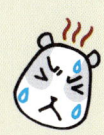

　PC（プレッシャーコントロール）は、換気を設定した時間（吸気時間）、設定した圧（吸気圧）で換気を行う方法のことです。一般的にプレッシャーコントロール（圧規定；PC）などと呼びます。

　PS（プレッシャーサポート）は、患者さんの自発呼吸に合わせて圧力をかけて呼吸を助ける補助換気のことです。

　PCVとPSVの違いについては69ページを参照。

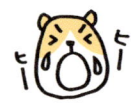

## 複雑な換気モード、まずどれを押さえておくべき？

現在、主流となっている基本的な換気モードは、CMV、PSV、SIMV、CPAPです。ほかのモードも、これらの組み合わせや応用で成り立っていますので、まずはこれらのモードの違いを理解しておきましょう。大きく分けて自発呼吸があるかないかでモードを分けます（図7）。

自発呼吸がない場合、呼吸器からの換気がすべてで、患者さんは受動的に呼吸をすることになります。これが強制換気で、CMV（continuous mandatory ventilation もしくは、controlled mechanical ventilation）といわれています。この強制換気の方法は2つ。換気量を決めるか（量規定換気：VCV）、吸気圧を決めるか（圧規定換気：PCV）のどちらかです。

一方、自発呼吸がある場合、自発呼吸を活かしながら、患者さんの呼吸の一部を補助します。その代表がPSVやCPAPとSIMVです。PSVは、患者さんの呼吸に合わせて、吸気のあいだ、一定の圧を気道にかけます。PSVはファイティングが少なく、同調性に優れています。SIMVは、強制換気と自発呼吸を組み合わせたモードで、強制換気の合間に自発呼吸ができ、自発呼吸がなくなっても強制換気を行ってくれます。

例えば、筋弛緩薬などを投与された患者さんの自発呼吸がなくなると、PSVの場合は作動せず、ずっと無呼吸のままになりますが、SIMVは強制換気を行ってくれてCMVと同じ状態になるのです。実際の患者さんには、それぞれのメリットを活かしながら用いましょう。

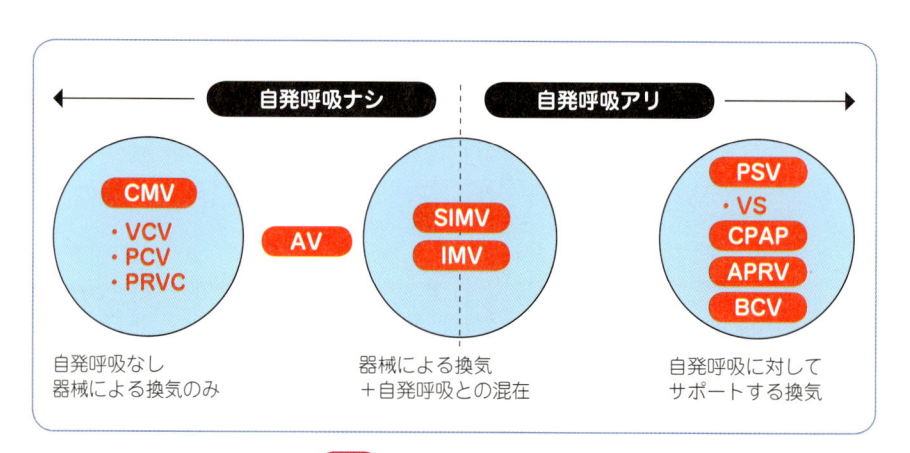

**図7 代表的な換気モード**

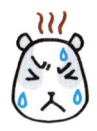

## モードの設定は何で決めるの？

モードの設定は、図8のようにまず自発呼吸の有無や強さに応じていずれかを選択します。その後、すべてに共通するFiO₂、PEEPとトリガー感度やアラームを設定します。患者さんの状態に合わせて、CMVかSIMVを選択した場合は、強制換気をVCVかPCVのどちらで行うかを選び、SIMVでは自発呼吸の補助として、PSの値（ふつうは5〜15cm H₂O程度）を設定します。PSVでもPSの値を設定します。

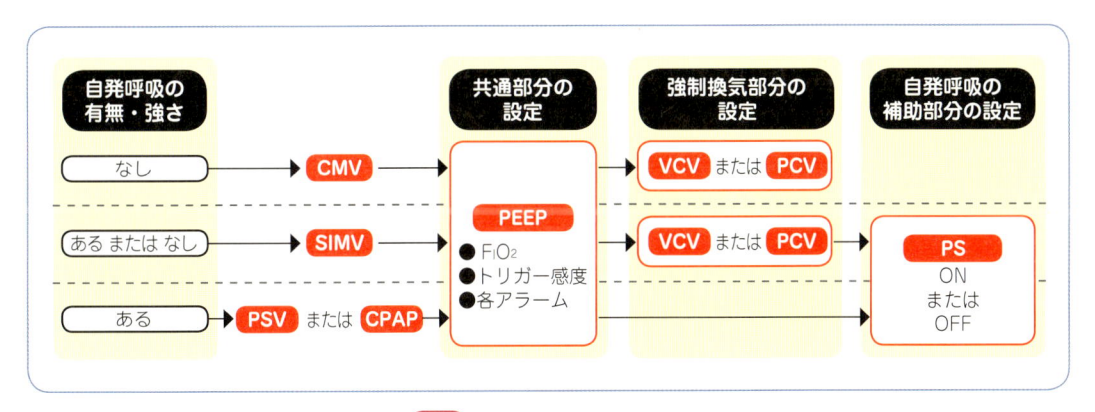

**図8** 換気モード設定の流れ

### 用語解説

#### トリガー・トリガー感度

人工呼吸器が自発呼吸開始を認識すると、換気を始める仕組みのこと。トリガーには圧トリガーとフロートリガーの2種類がある。圧トリガー（図）は、吸気で回路内の圧が下がると自発吸気開始と認識する。フロートリガーは、あらかじめ少量のガスを回路内に流し、送った量と人工呼吸器に戻った量を比較して（患者さんが吸気を行うと戻る量が減る）、自発吸気開始と認識する。

人工呼吸器が患者さんの自発呼吸を感知する感度のことを「トリガー感度」という。自発呼吸を感知した場合、同期して設定された吸気（量または圧で）を開始する。

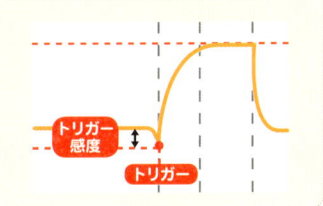

## 換気モードと設定項目

| 換気モード | 特徴 | 換気回数 | 1回換気量 | プレッシャーコントロール圧（吸気圧） | プレッシャーサポート圧 | PEEP | 解説 |
|---|---|---|---|---|---|---|---|
| CMV | **VC-CMV**<br>一定の1回換気量を、一定間隔で送るモード | ● | ● | − | − | ▲ | P. 48 |
| CMV | **PC-CMV**<br>一定の吸気圧を設定された時間加えることを、一定間隔で繰り返すモード | ● | − | ● | − | ▲ | P. 52 |
| SIMV | **VC-SIMV**<br>一定の1回換気量を、一定間隔（自発呼吸のタイミングに合わせる）で送るモード、そのあいだで自発呼吸可能 | ● | ● | − | ▲ | ▲ | P. 48<br>P. 56 |
| SIMV | **PC-SIMV**<br>一定の吸気圧を設定された時間加えることを、一定間隔（自発呼吸のタイミングに合わせる）で繰り返すモード、そのあいだで自発呼吸可能 | ● | − | ● | ▲ | ▲ | P. 52<br>P. 56 |
| PSV | すべて自発呼吸を一定の圧力で補助するモード | − | − | − | ● | ▲ | P. 64 |
| CPAP | 自発呼吸にPEEPを加えたモード | − | − | − | ▲ | ● | P. 70 |

| 換気モード | 特徴 | 換気回数 | 1回換気量 | プレッシャーコントロール圧（吸気圧） | プレッシャーサポート圧 | PEEP | 解説 |
|---|---|---|---|---|---|---|---|
| APRV | 気道には持続的に高い陽圧が加わり、周期的に圧をリリース（解放）するモード | ●（リリース回数） | ー | ー | ▲ | ▲ | P.78 |
| PRVC | VCVとPCVの両方のよさをもったモード | ● | ● | ー | ー | ▲ | P.92 |
| VS | PSVの発展形で換気量を保証したPSV | ー | ● | ー | ー | ▲ | P.94 |

| 胸部外陰圧陽圧人工呼吸 | 特徴 | キュイラスの圧 || I:E比 | 回数 | 解説 |
|---|---|---|---|---|---|---|
| | | 吸気圧 | 呼気圧 | | | |
| BCV | 非侵襲的に呼吸補助や調節呼吸を行う二相性の体外式人工呼吸器 | ● | ▲ | ▲ | | P.84 |

注）▲は設定は任意（またはゼロ）で使用することも可能（併用も可能）。「ー」は設定できないということ

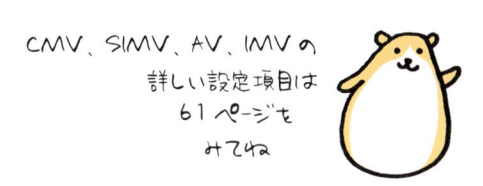

CMV、SIMV、AV、IMVの詳しい設定項目は61ページをみてね

早わかり人工呼吸器換気モード超入門　47

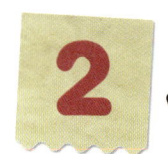

## 2 1回換気のしかたによる換気モード
# VCV

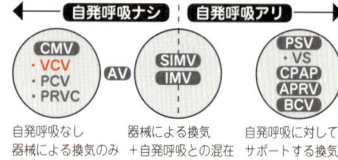

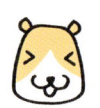

|自発呼吸ナシ|自発呼吸アリ|
CMV・VCV・PCV・PRVC　AV　SIMV/IMV　PSV・VS・CPAP・APRV・BCV
自発呼吸なし器械による換気のみ／器械による換気＋自発呼吸との混在／自発呼吸に対してサポートする換気

### VCV（volume controlled ventilation ／ ボリューム コントロール ベンチレーション ／ 量 規定 換気）とは

一定の1回換気量を一定間隔で送るモードです。

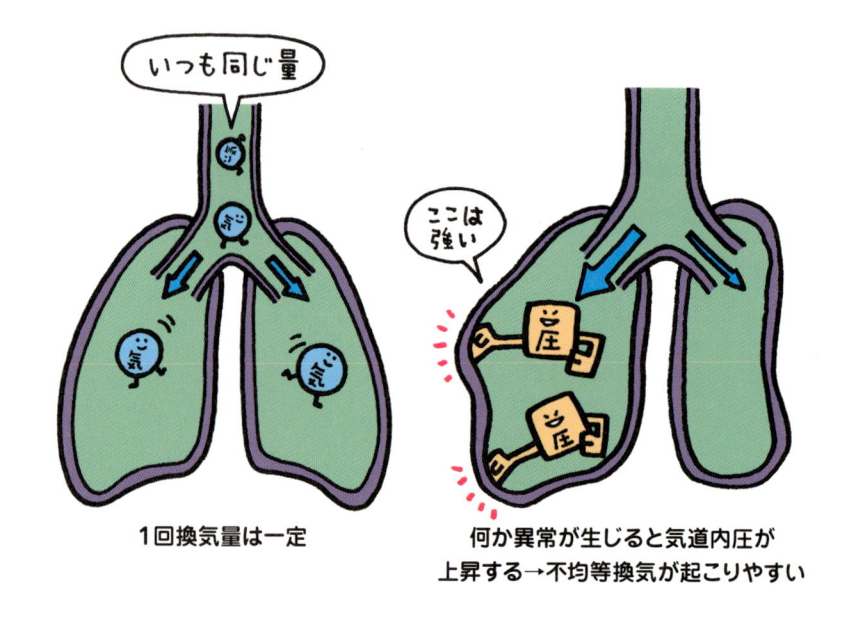

いつも同じ量

ここは強い

1回換気量は一定　　　何か異常が生じると気道内圧が上昇する→不均等換気が起こりやすい

　設定した通りに、毎回同じ量のガスが肺に送られる換気で、「量規定換気（ボリュームコントロールベンチレーション）」と呼ばれています。気道内圧は肺の状態によって変化します。これが一定間隔で繰り返されます。
　自発呼吸がなければ調節換気（CMV：56ページ参照）となります。自発呼吸があれば補助換気（AV：56ページ参照）となります。自発呼吸が出現すると、ファイティングを起こしやすくなります。

### 特徴・利点

- 一定の1回換気量を一定間隔で送る
- 自発呼吸が出現すると、ファイティングを起こしやすくなる
- 気道内圧は肺の状態によって変化する

# VCV モード：モニタの特徴

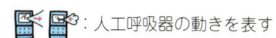

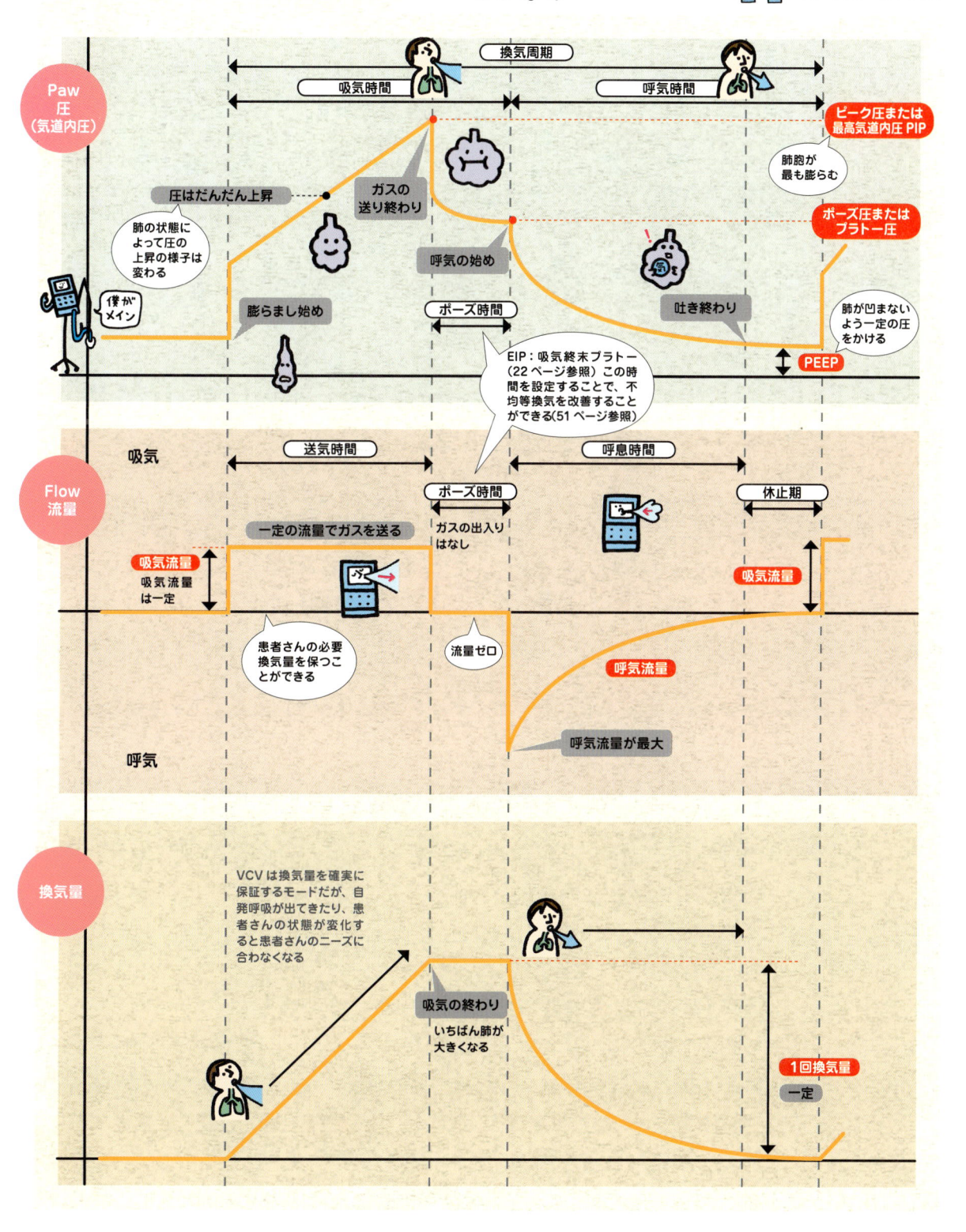

🌡️😊🫁🫁：肺・肺胞の動きを表す　📟📟：人工呼吸器の動きを表す

**Paw 圧（気道内圧）**

換気周期 / 吸気時間 / 呼気時間

- 圧はだんだん上昇
- 肺の状態によって圧の上昇の様子は変わる
- 僕がメイン
- 膨らまし始め
- ガスの送り終わり
- 呼気の始め
- ポーズ時間
- 吐き終わり
- ピーク圧または最高気道内圧 PIP
- 肺胞が最も膨らむ
- ポーズ圧またはプラトー圧
- 肺が凹まないよう一定の圧をかける
- PEEP

EIP：吸気終末プラトー（22ページ参照）この時間を設定することで、不均等換気を改善することができる（51ページ参照）

**Flow 流量**

吸気 / 送気時間 / ポーズ時間 / 呼息時間 / 休止期 / 呼気

- 一定の流量でガスを送る
- 吸気流量　吸気流量は一定
- 患者さんの必要換気量を保つことができる
- ガスの出入りはなし
- 流量ゼロ
- 呼気流量
- 呼気流量が最大
- 吸気流量

**換気量**

- VCV は換気量を確実に保証するモードだが、自発呼吸が出てきたり、患者さんの状態が変化すると患者さんのニーズに合わなくなる
- 吸気の終わり　いちばん肺が大きくなる
- 1回換気量　一定

早わかり人工呼吸器換気モード超入門　49

## 例えるなら？

水道の蛇口を一定時間開いて、コップに水を注ぐようなものです。出る水の流量も蛇口を開けている時間も一定なので、コップにはいつも一定の水が入ります。1分間に注ぐ回数も一定です。

コップに入る水の量は一定ですが、コップの大きさ（肺の硬さに相当）によって水の深さ（気道内圧に相当）は変化します。

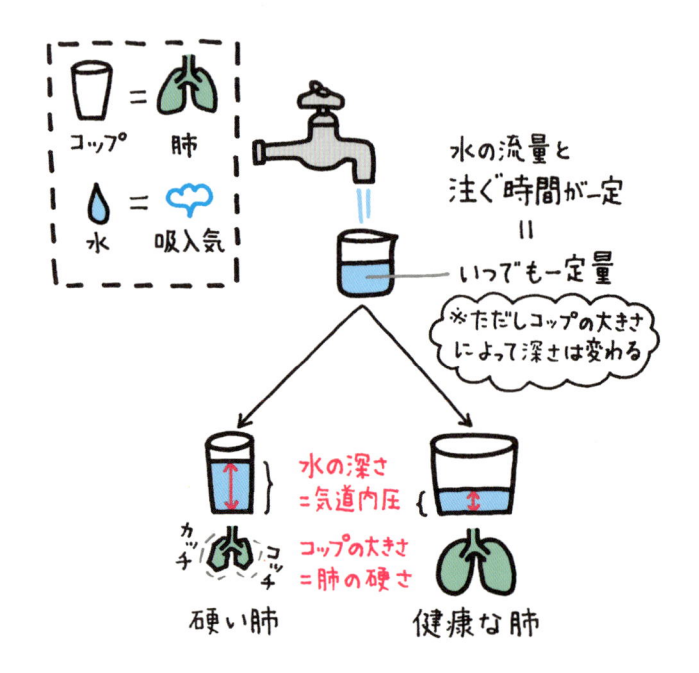

## どんな患者さんに向いているの？

**自発呼吸がない・弱い・不規則な患者さんで動脈血二酸化炭素分圧（$PaCO_2$）を一定に保ちたいときに適しています。**

圧規定換気（PCV：52ページ参照）と異なり、1回換気量が保障されるので、分時換気量（＝1回換気量×呼吸数）が一定に保たれます。冠動脈疾患（急性心筋梗塞や狭心症）や脳血管障害・脳圧亢進状態など、$PaCO_2$を一定に保ちたい疾患においてよい適応となります。

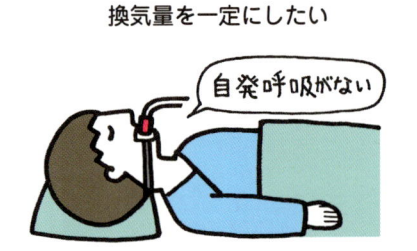

## ナースは何に注意する?

　VCVでは、1回換気量はほぼ一定ですが、肺の状態によって気道内圧が変化します。気道内圧の変化が患者さんの肺の状態を教えてくれます。気道内圧を定期的に観察して記録することが大切です。例えば、痰貯留や喘息などで狭窄した気道や、肺炎や肺線維症などで硬い肺（コンプライアンスが低い肺）の場合は、気道内圧が高くなります。最高気道内圧アラームもしっかり設定しましょう。

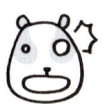

## 設定要件は?

- 1回換気量・吸気時間・換気回数を決めます。
- 1回換気量は健常肺の場合8〜10mL／体重kg。急性呼吸窮迫症候群（ARDS）など肺障害がある場合は、程度に応じて4〜8mL／体重kgに減少させます。
- 吸気時間は1.0〜1.5秒程度とします。換気回数は12回／分で開始して、目標とする$PaCO_2$が得られる値に調節します。
- 人工呼吸器は、（60秒÷換気回数）で計算された時間ごとに、（1回換気量÷吸気時間）で計算された流量を吸気時間だけ定期的に送ります。
　例）1回換気量500mL、吸気時間1秒、換気回数12回／分の場合：
　5秒（＝60秒÷12回／分）ごとに、0.5L／秒の流量を1秒間送る
- ポーズ時間は、吸気を送り終わってもすぐに呼気を始めず、高い気道内圧を保つ時間をいいます。これを設定することで、膨らみにくい肺胞も拡張しやすくなり、肺内の換気の不均等が改善されます。普通は0.2〜0.5秒程度とします。
- 吸入気酸素濃度（$FiO_2$）とPEEPも設定します。

- 1回換気量
- 吸気時間
- 換気回数
- ポーズ時間
- 吸入気酸素濃度（$FiO_2$）
- PEEP

VCVでの設定項目はこれだ！

## 3 1回換気のしかたによる換気モード PCV

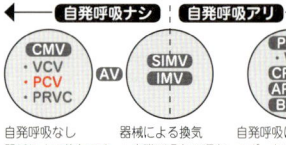

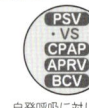

|自発呼吸ナシ| |自発呼吸アリ|
- CMV / VCV / **PCV** / PRVC：自発呼吸なし器械による換気のみ
- AV
- SIMV / IMV：器械による換気＋自発呼吸との混在
- PSV / VS / CPAP / APRV / BCV：自発呼吸に対してサポートする換気

### PCV（pressure controlled ventilation／圧 規定 換気）とは

一定の吸気圧（プレッシャーコントロール圧；PC 圧）を設定された時間加えることを、一定間隔で繰り返すモードです。

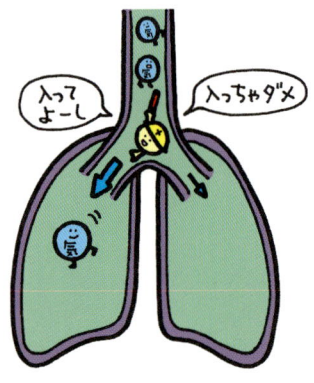

**1回換気量はいろいろ**

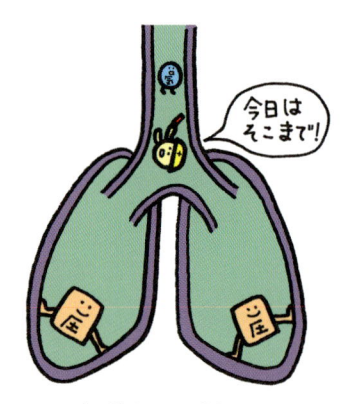

入ってよーし／入っちゃダメ

**気道内圧の制限**
均一に圧がかかり、よい肺を傷めず不均等換気を少なくできる

今日はそこまで！

　気道内圧が設定した値に保たれるようにガスを送気する換気で、「圧規定換気（プレッシャーコントロールベンチレーション）」と呼ばれます。1回換気量は肺の状態によって変化します。これが一定間隔で繰り返されます。

　自発呼吸がなければ調節換気（CMV：56ページ参照）となります。自発呼吸があれば補助換気（AV：56ページ参照）となります。

### 特徴・利点

- 一定の吸気圧を設定された時間加えることを一定間隔で繰り返す
- VCV に比べて自発呼吸があっても同調性がよい
- 1回換気量は肺の状態によって変化する
- 肺が過膨張しにくく保護される

# PCV モード：モニタの特徴

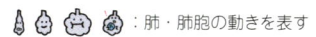

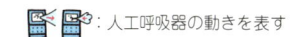

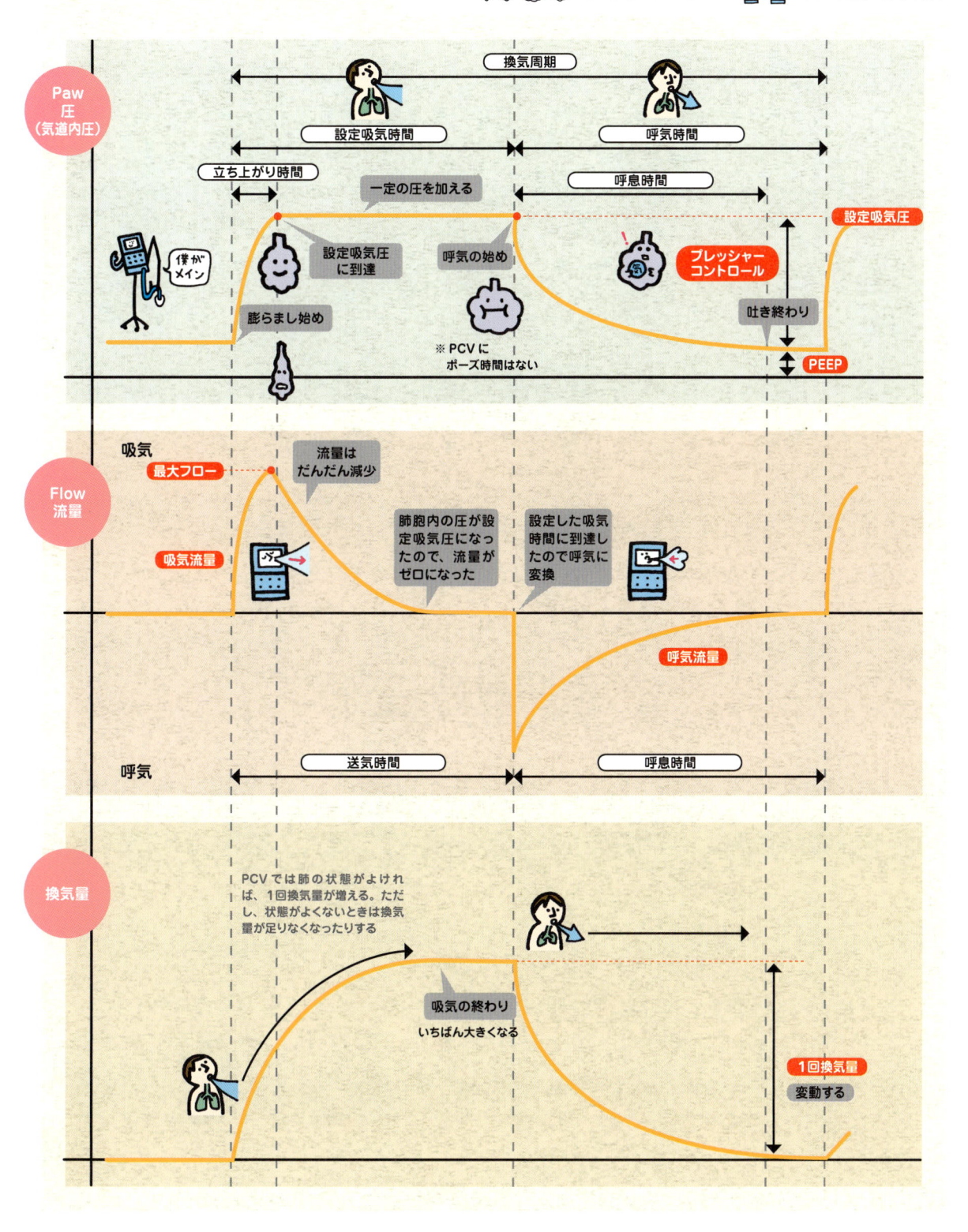

：肺・肺胞の動きを表す　　：人工呼吸器の動きを表す

## Paw 圧（気道内圧）

換気周期
設定吸気時間 ─ 呼気時間
立ち上がり時間 ─ 呼息時間
一定の圧を加える
設定吸気圧に到達
呼気の始め
プレッシャーコントロール
設定吸気圧
吐き終わり
PEEP
膨らまし始め
僕がメイン
※ PCV にポーズ時間はない

## Flow 流量

吸気
最大フロー
流量はだんだん減少
吸気流量
肺胞内の圧が設定吸気圧になったので、流量がゼロになった
設定した吸気時間に到達したので呼気に変換
呼気流量
送気時間 ─ 呼息時間
呼気

## 換気量

PCV では肺の状態がよければ、1回換気量が増える。ただし、状態がよくないときは換気量が足りなくなったりする

吸気の終わり
いちばん大きくなる

1回換気量
変動する

## 例えるなら？

　水を満たした大きな水槽と空の小さな水槽をパイプでつなぎ、あいだの栓を開けるようなものです。水が人工呼吸器から肺に送り込まれるガス、小さな水槽の水面の高さが肺胞内圧にあたります。始めは大きな水槽から勢いよく水が流れ込みますが（Ⓐ）、小さな水槽の水面が上昇するとだんだんと流れ込む勢いが弱くなり（Ⓑ）、最後には両方の水面は同じ高さとなってそれ以上水は流れなくなります（Ⓒ）。つまり、設定吸気圧に達した時点で肺への送気は終わります。

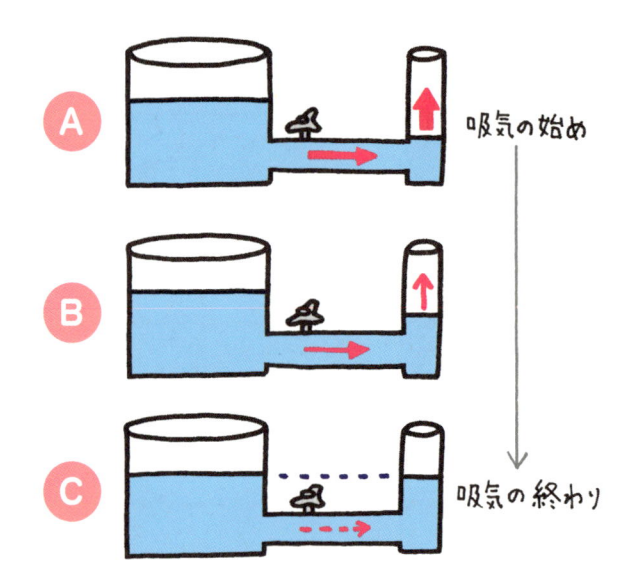

Ⓐ 吸気の始め
Ⓑ
Ⓒ 吸気の終わり

## どんな患者さんに向いているの？

**自発呼吸がない・弱い・不規則な患者さんで、肺を保護したい場合に適します。**

　量規定換気（VCV：48ページ参照）と異なり1回換気量は保証されませんが、設定値以上の気道内圧にはならないモードです。急性呼吸窮迫症候群（ARDS）や気腫性病変（ブラ）のように、陽圧による肺の傷害を避けたい場合に向いているモードです。小児患者さんや気管チューブにエアリークがある場合にも向いています。

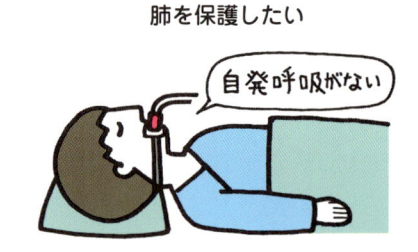

肺を保護したい
自発呼吸がない

## ナースは何に注意する？

　PCVでは、吸気圧はほぼ一定となりますが、肺の状態によって1回換気量が変化します。換気量の変化が患者さんの肺の状態を教えてくれます。

　健康な肺の場合、しっかり膨らみ、十分換気できますが、肺炎や肺線維症などで硬い肺（コンプライアンスが低い肺）だと、膨らみが足りず、換気が不十分になります。1回換気量・分時換気量を定期的に観察して記録することが大切です。

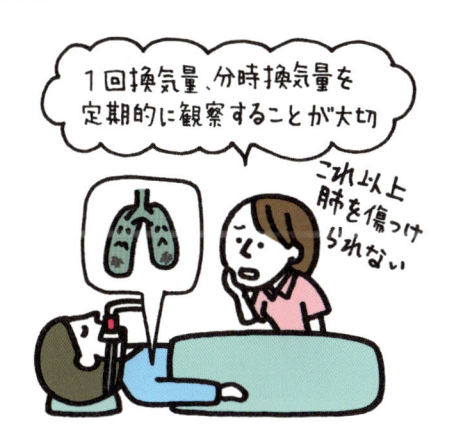

## 設定要件は？

- まず、吸気圧・吸気時間・換気回数を決めます。
- 吸気圧は、目標とする1回換気量が得られる値とします。通常は、10～15cmH₂O程度となります。
- 吸気時間は1.0～1.5秒程度とします。換気回数は12回／分で開始して、目標とする$PaCO_2$が得られる値に調節します。
- 人工呼吸器は、（60秒÷換気回数）で計算された時間ごとに、設定された吸気圧を吸気時間だけ定期的に与えます。
- このモードでも吸入気酸素濃度（$FiO_2$）とPEEPの設定が必要です。

※注）PC設定において、「圧リミット（Rlimit）」という名称で設定する機種（ニューポート ベンチレーター モデル [E200、e500、e360]）もある。この場合、PEEPを変更すると、53ページ図上段の「プレッシャーコントロール」の大きさが変わることがあることに注意。

　そのかわり、最大気道内圧は変わらない（他機種ではPCを変えると最大気道内圧が変わる）。

- 吸気圧（PC圧）
- 吸気時間
- 換気回数
- 吸入気酸素濃度（$FiO_2$）
- PEEP

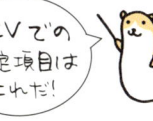

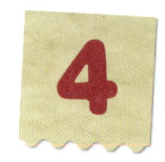

## 4 換気の繰り返しかたによる換気モード
# CMV／AV／IMV／SIMV

←自発呼吸ナシ　自発呼吸アリ→

- CMV
- VCV
- PCV
- PRVC

AV

- SIMV
- IMV

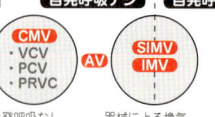

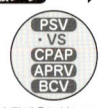

- PSV
- VS
- CPAP
- APRV
- BCV

自発呼吸なし器械による換気のみ　器械による換気＋自発呼吸との混在　自発呼吸に対してサポートする換気

### 分類の意味は？

換気は、息を「吸って」、「吐いて」の繰り返しです。「吸って吐いて」には、大きく分けて患者さんが自分で息を吸う「自発呼吸」と、人工呼吸器が圧をかけてガスを送り込む「強制換気」があります。

CMV・AV・IMV・SIMVの違いは、自発呼吸と強制換気がどのように繰り返されるかです（58ページ参照）。

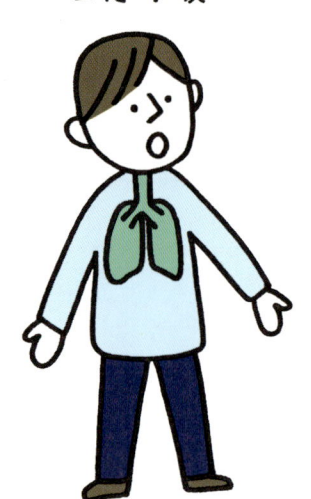

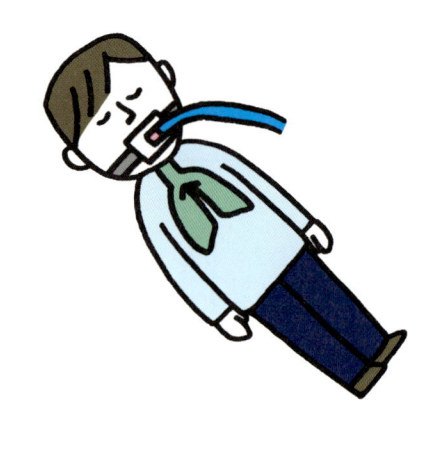

自発呼吸　　強制換気

## CMV・AV・IMV・SIMV とは

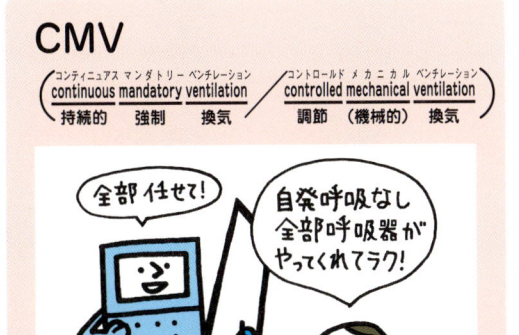

### CMV
(コンティニュアス マンダトリー ベンチレーション / コントロールド メカニカル ベンチレーション)
continuous mandatory ventilation / controlled mechanical ventilation
持続的 強制 換気 / 調節（機械的）換気

「全部任せて！」
「自発呼吸なし 全部呼吸器がやってくれてラク！」

強制換気だけが繰り返されるモードです。自発呼吸はありません。毎回、同じ換気を一定間隔で規則正しく行います。

CMVという略語には2つの意味がありますが、どちらもほぼ同じ意味です。

### AV
(アシスト ベンチレーション)
assist ventilation
補助 換気

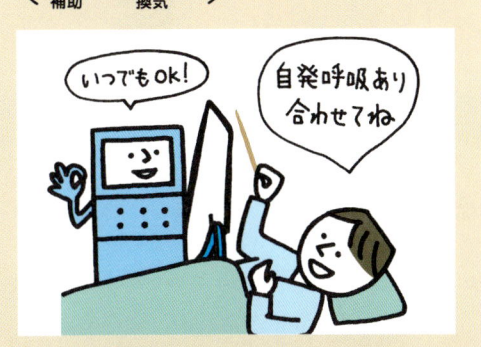

「いつでもOK！」
「自発呼吸あり 合わせてね」

患者さんが息を吸い始めたのに合わせて強制換気を行うモードです。吸い始めは患者さんが決めるので、間隔や回数にはバラツキがあります。

### IMV
(インターミッテント マンダトリー ベンチレーション)
intermittent mandatory ventilation
間欠的 強制 換気

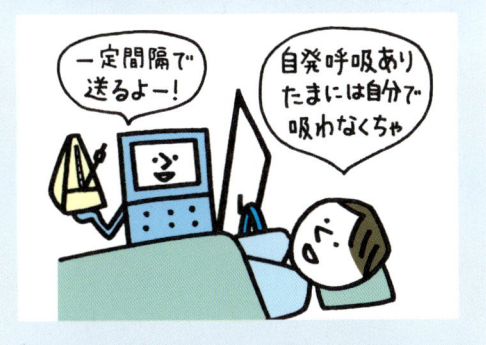

「一定間隔で送るよ！」
「自発呼吸あり たまには自分で吸わなくちゃ」

強制換気が一定間隔で繰り返されますが、合間に自発呼吸もあります。

### SIMV
(シンクロナイズド インターミッテント マンダトリー ベンチレーション)
synchronized intermittent mandatory ventilation
同期式 間欠的 強制 換気

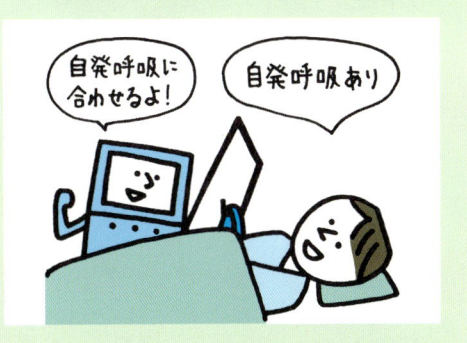

「自発呼吸に合わせるよ！」
「自発呼吸あり」

IMVと同じで、強制換気と自発呼吸の両方がありますが、強制換気が自発呼吸を邪魔しないように、合わせてくれます。このため、強制換気は完全に一定の間隔ではありません。IMVの改良型で、同調性がよくなっています。最近の人工呼吸器は、IMVではなくSIMV型の動作をするものがほとんどです。

## 各モードのモニタ（気道内圧波形）の特徴

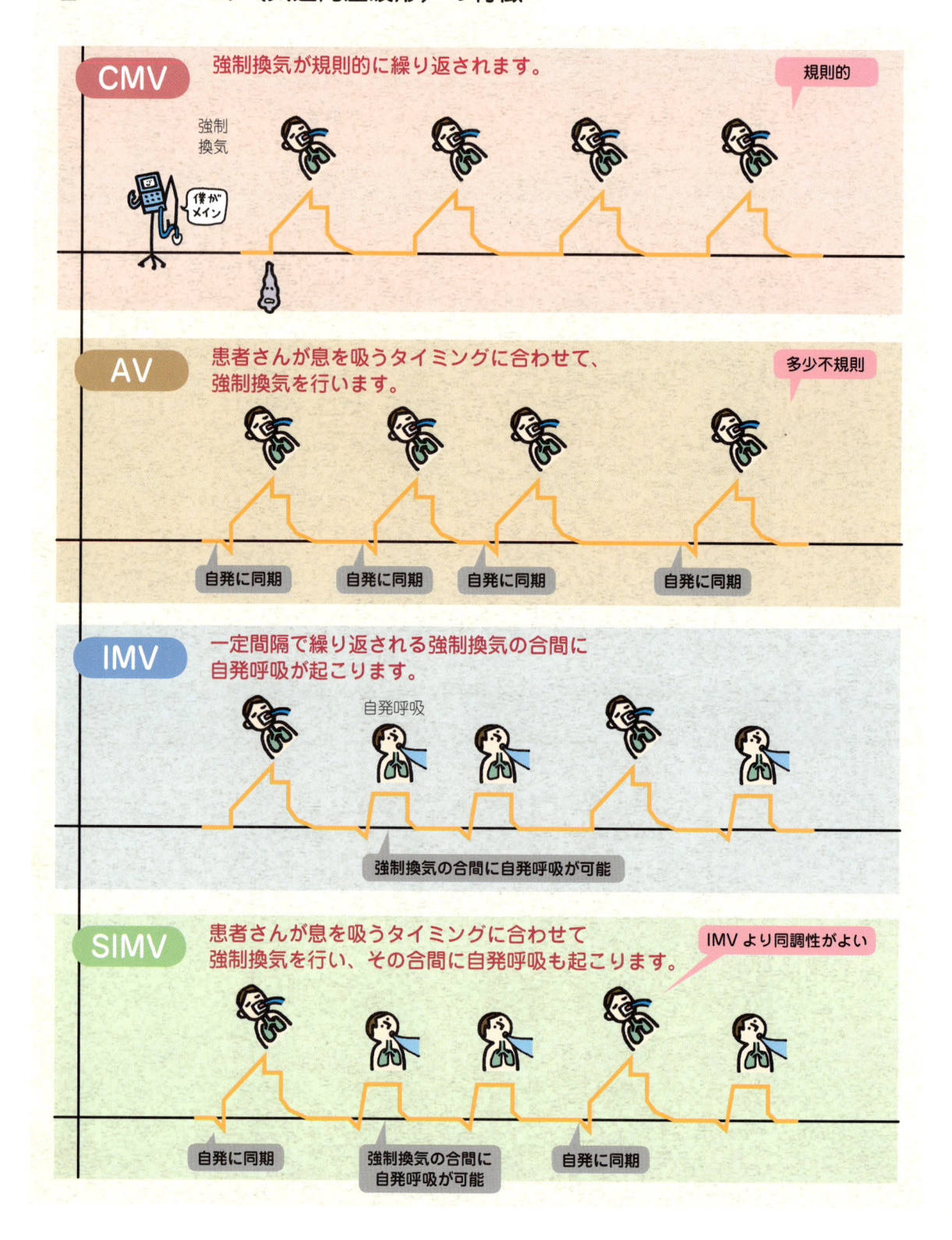

**CMV** 強制換気が規則的に繰り返されます。 　規則的

強制換気
僕がメイン

**AV** 患者さんが息を吸うタイミングに合わせて、強制換気を行います。 　多少不規則

自発に同期　自発に同期　自発に同期　自発に同期

**IMV** 一定間隔で繰り返される強制換気の合間に自発呼吸が起こります。

自発呼吸

強制換気の合間に自発呼吸が可能

**SIMV** 患者さんが息を吸うタイミングに合わせて強制換気を行い、その合間に自発呼吸も起こります。 　IMVより同調性がよい

自発に同期　強制換気の合間に自発呼吸が可能　自発に同期

## どんな患者さんに向いているの？

### CMV

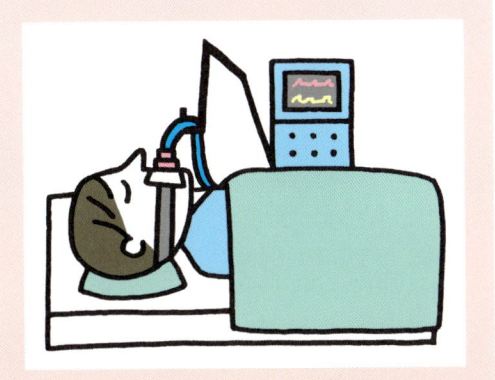

自発呼吸がまったくない患者さんに適します。

### AV

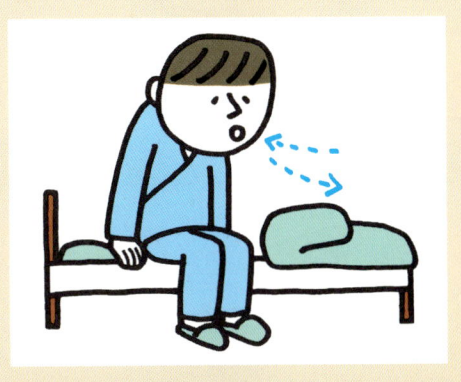

自発呼吸はあるけれども、まだまだ吸気力が弱い患者さんに使います。

### IMV

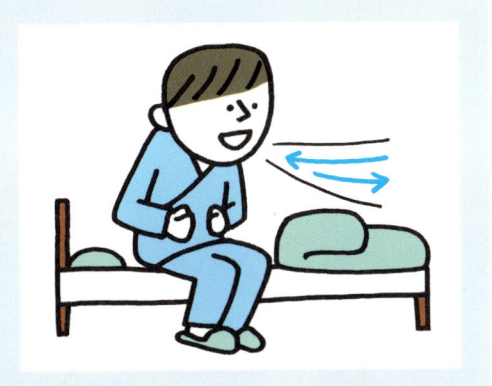

自発呼吸は少し強くなってきたけれども、まだ十分ではない患者さんに適します。CMV からのウィーニング（人工呼吸器を外すために徐々に補助を減らしていくこと）にも使います。

### SIMV

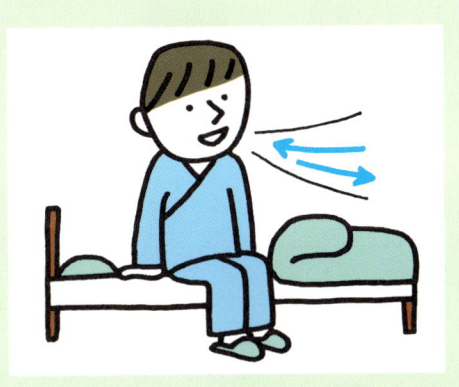

IMV では強制換気と自発呼吸がぶつかってしまう（ファイティング）ときに使います。

## 例えるなら？

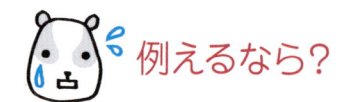

都会で下宿している大学生が、田舎から仕送りしてもらっている状況を考えてください。

### CMV
毎月一定額を送金（強制換気）してくれる。アルバイト（自発呼吸）はしていないので、生活費は全額仕送りに頼っている。

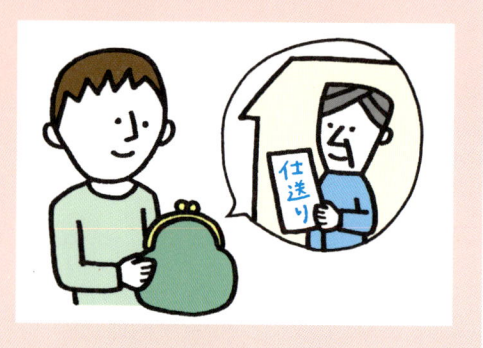

### AV
お金がなくなると親に連絡して（患者さんがリズムを決める）一定額を送ってもらう。アルバイトはしていないので生活費は仕送りに頼っているが、連絡する電話代（トリガー）だけは負担している。

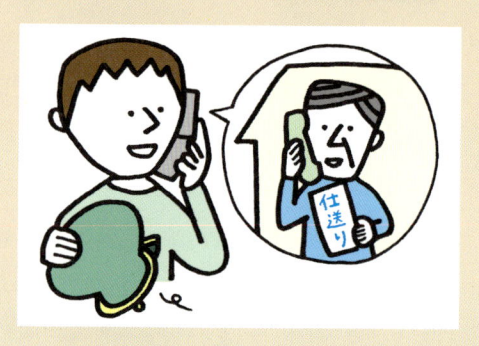

### IMV
親が毎月一定額を送金してくれるが、アルバイトもしている。

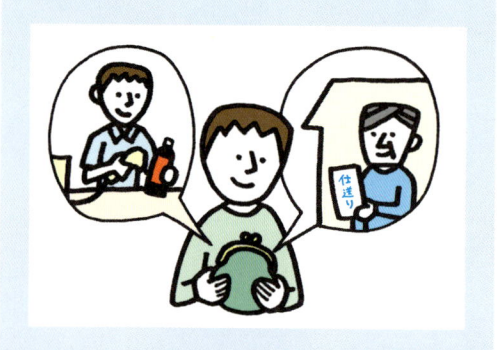

### SIMV
IMVと同様、仕送りとアルバイトで生活している。ただ、仕送りの現金書留の受け取りを在宅時間に合わせるため、連絡して送金日を調節している。

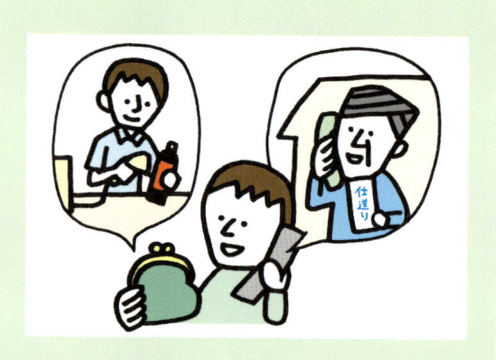

## ナースは何に注意する？

CMVモードでは、換気のすべてを人工呼吸器が決めるので、ときどき血液ガス分析をして設定が適切であることを確認する必要があります。

呼吸中枢に障害がなくても、CMVモードで十分な換気をすると自発呼吸が消えることがあるので、これを中枢神経障害と勘違いしないようにしましょう。

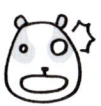

## 設定要件は？

- 4つのモードのいずれも、強制換気の種類を設定します。強制換気には、量規定換気（VCV：48ページ参照）と圧規定換気（PCV：52ページ参照）があります。
- VCVでは1回換気量と吸気時間を、PCVでは吸気圧（プレッシャーコントロール圧；PC圧）と吸気時間を設定します。
- CMVとIMV・SIMVでは、強制換気の回数を設定します。
- IMV・SIMVでは、自発呼吸を補助するためのプレッシャーサポート（PS）[PSV：64ページ参照]を設定します。
- 吸入気酸素濃度（$FiO_2$）とPEEPは、すべての換気モードで設定が必要です（表4）。

**表4 CMV・AV・IMV・SIMVの設定項目**

|  | CMV | | AV | | IMV | | SIMV | |
|---|---|---|---|---|---|---|---|---|
|  | VC- | PC- | VC- | PC- | VC- | PC- | VC- | PC- |
| 換気回数 | ○ | ○ | —[*1] | —[*1] | ○[*2] | ○[*2] | ○[*2] | ○[*2] |
| 1回換気量 | ○ | — | ○ | — | ○ | — | ○ | — |
| 吸気圧 | — | ○ | — | ○ | — | ○ | — | ○ |
| 吸気時間 | ○ | ○ | ○ | ○ | ○ | ○ | ○ | ○ |
| PS | — | — | — | — | ○ | ○ | ○ | ○ |
| $FiO_2$ | ○ | ○ | ○ | ○ | ○ | ○ | ○ | ○ |
| PEEP | ○ | ○ | ○ | ○ | ○ | ○ | ○ | ○ |

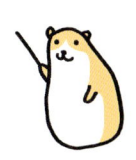

*1：ただし、自発呼吸がなくなったときに最低限保証したい換気回数を設定します。
*2：設定するのは強制換気回数（IMV回数）です。それ以外に自発呼吸があるので、実際の総換気回数は設定値より多くなります。

CMVモードに設定されていても、自発呼吸が出てくれば人工呼吸器は合わせて補助をするので、自動的にAVモードになります。IMV・SIMVモードに設定されていても、自発呼吸がなくなれば、CMVと同じになります（表5）。

表5 人工呼吸器のモード設定と実際の換気モード

| 設定 | 自発呼吸なし | 自発呼吸あり |
| --- | --- | --- |
| CMV | CMV | AV |
| IMV | CMV | IMV |

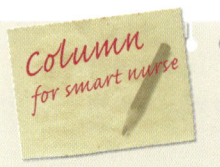

Column for smart nurse

## アシスト／コントロール（A／C）モードって？

AVモードを「アシスト／コントロール（assist／control）」ということがあります。患者さんの吸い始めで吸気が始まるので「アシスト」、その後は強制換気波形なので「コントロール」、すなわちA＋C（and？）という意味で使われることも多いのですが、歴史的には間違っています。もともとは自発呼吸があればアシストモード（AV）、なければコントロールモード（CMV）、すなわちAまたはC（or？）という意味で人工呼吸器メーカーが命名したものです。その証拠に、ACVではなく「または」を示す「／」があいだに入っています。

A／Cモードは、A（assist ventilation、補助換気）もC（continuous mandatory ventilation、調節換気）もできる換気モード。患者さんの自発呼吸がなければCMVで、自発呼吸があればAVで換気を行います。

A／Cモードで換気様式が量規定式の場合を量規定換気（VCV）、圧規定式の場合を圧規定換気（PCV）と呼ぶこともあります。

## SIMVとCPAPの違い

SIMVもCPAPも自発呼吸がある場合に使用し、SIMVでは設定回数の強制換気が必ず入ります。夜間の入眠時などに呼吸回数が減少してしまう患者さんに適しています。CPAPでは強制換気がないので、自発呼吸がなくなると無呼吸になります。どちらも自発呼吸を助けるPSをプラスすることができます。

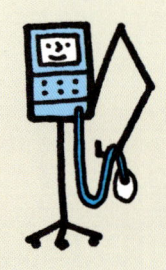

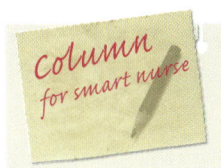

## Column for smart nurse

## 換気と酸塩基平衡

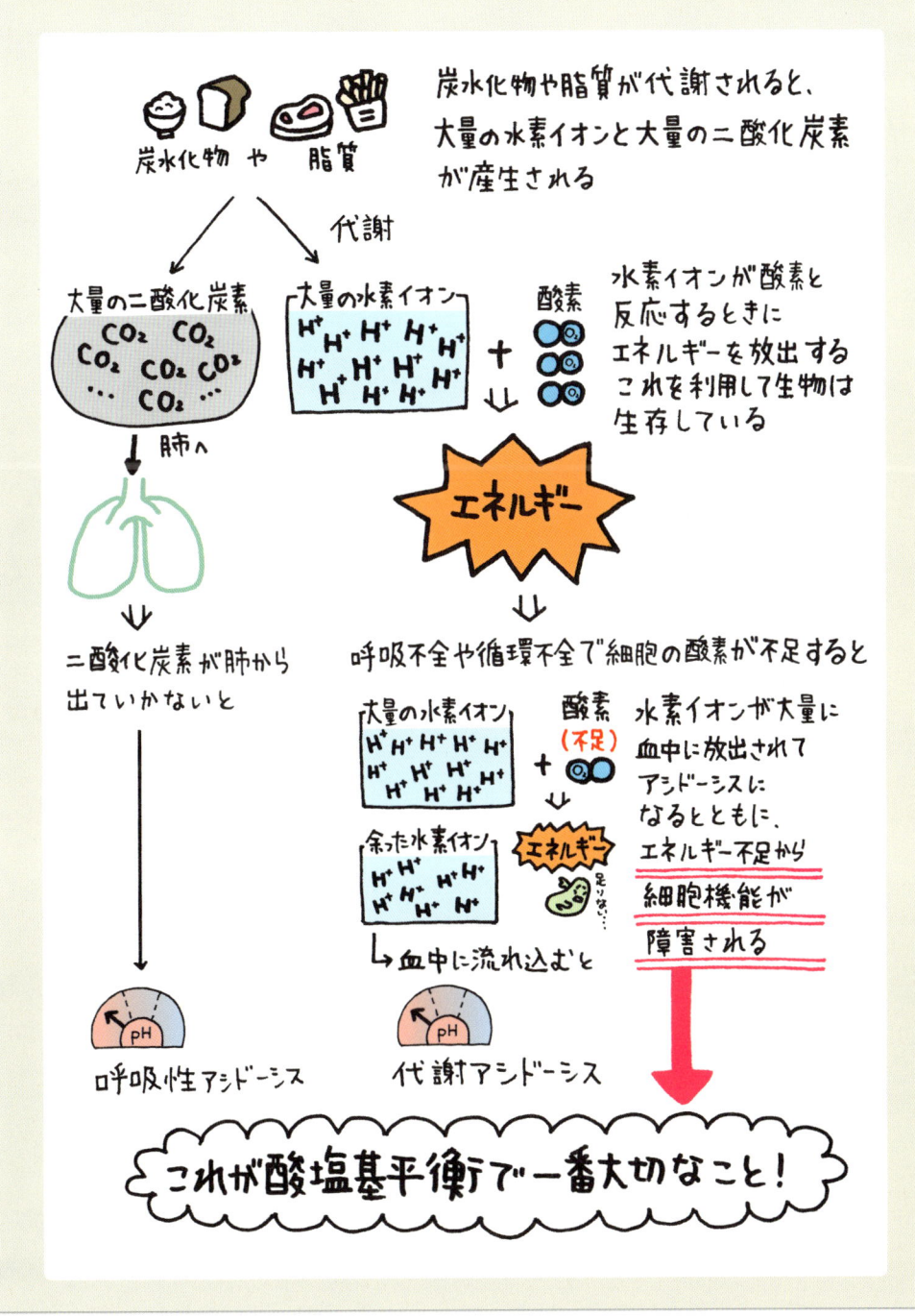

炭水化物や脂質が代謝されると、大量の水素イオンと大量の二酸化炭素が産生される

炭水化物 や 脂質 → 代謝

大量の二酸化炭素（$CO_2$）→ 肺へ

大量の水素イオン（$H^+$）＋ 酸素（$O_2$）

水素イオンが酸素と反応するときにエネルギーを放出する これを利用して生物は生存している

→ エネルギー

二酸化炭素が肺から出ていかないと → 呼吸性アシドーシス

呼吸不全や循環不全で細胞の酸素が不足すると

大量の水素イオン（$H^+$）＋ 酸素（不足）

余った水素イオン（$H^+$）→ 血中に流れ込むと → 代謝性アシドーシス

水素イオンが大量に血中に放出されてアシドーシスになるとともに、エネルギー不足から<u>細胞機能が障害される</u>

**これが酸塩基平衡で一番大切なこと！**

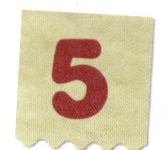

## 5 そのほかの基本的な換気モード
# PSV

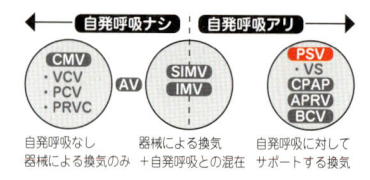

|自発呼吸ナシ|自発呼吸アリ|
・CMV / ・VCV / ・PCV / ・PRVC ― AV ― SIMV / IMV ― PSV / ・VS / CPAP / APRV / BCV
自発呼吸なし器械による換気のみ ／ 器械による換気＋自発呼吸との混在 ／ 自発呼吸に対してサポートする換気

PSV（<u>pressure</u> <u>support</u> <u>ventilation</u>／圧　支持　換気）とは

自発呼吸を補助するモードです。

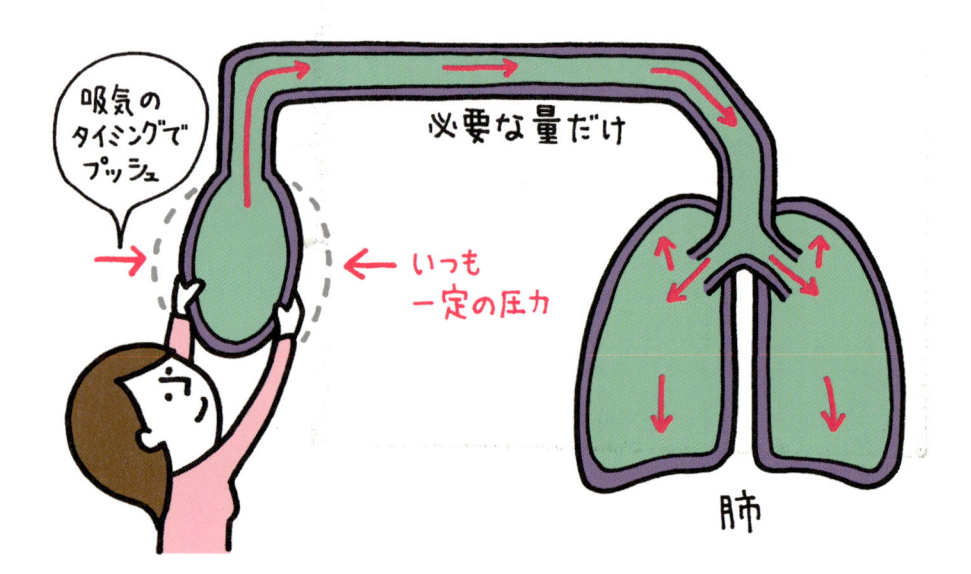

（図：吸気のタイミングでプッシュ／いつも一定の圧力／必要な量だけ／肺）

　PSVは、自発呼吸が始まると同時にバッグに圧（プレッシャー）をかけて、呼吸を補助（サポート）するので「プレッシャーサポート」といいます。これによって患者さんは楽に息が吸うことができます。息をある程度吸い込んで肺が膨らむと、患者さんは吸気をやめます。この吸気終了を検知して、バッグ加圧も終了します。その後、気道の圧が解除されるので、肺（および胸郭）の弾性でガスが出てきます。すなわち呼気が始まります。

　このように1回の吸気と呼気が行われ、次の吸気は、患者さんの自発呼吸が再び開始したときにバッグ加圧（吸気）が行われます。つまり、患者さんの吸気が始まらないと、次のPSVもスタートしません。また、人工呼吸器は患者さんの自発呼吸に合わせて動作するだけなので、プレッシャーサポート圧（PSの値）だけを設定し、換気回数は設定しません。

吸気・呼気のタイミングをすべて患者さんが決定するので、深くゆっくりした呼吸から浅くて弱い呼吸まで同調しやすいモードです。

## 特徴・利点

- 自発呼吸を補助する（患者さんの自発呼吸が必要）
- 補助する圧力（PS）はいつも一定
- PSの増減を調節すると、1回換気量も増減する
- 毎回、すべての自発呼吸を補助する
- 補助の始まりは自発呼吸の開始時
 （自発呼吸が始まらないと補助も始まらない）

## PSVモード：モニタの特徴

：肺・肺胞の動きを表す

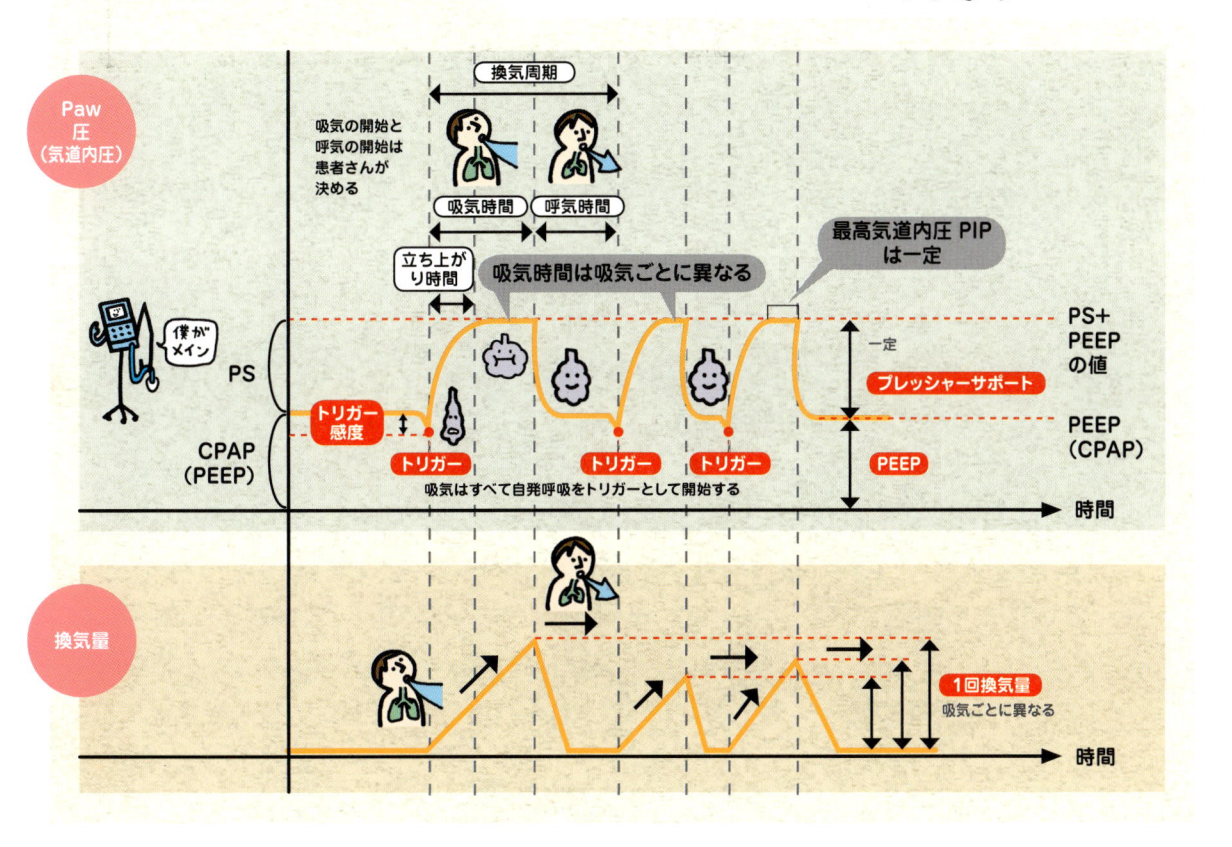

Paw 圧（気道内圧）

換気周期

吸気の開始と呼気の開始は患者さんが決める

吸気時間　呼気時間

立ち上がり時間

吸気時間は吸気ごとに異なる

最高気道内圧 PIP は一定

僕がメイン

PS

トリガー感度

トリガー　トリガー　トリガー

吸気はすべて自発呼吸をトリガーとして開始する

CPAP（PEEP）

一定

プレッシャーサポート

PS+PEEPの値

PEEP（CPAP）

PEEP

時間

換気量

1回換気量
吸気ごとに異なる

時間

## 例えるなら？

昇りは階段ではなくエスカレーターに乗り、下りは階段を自力で下りるのに似ています。

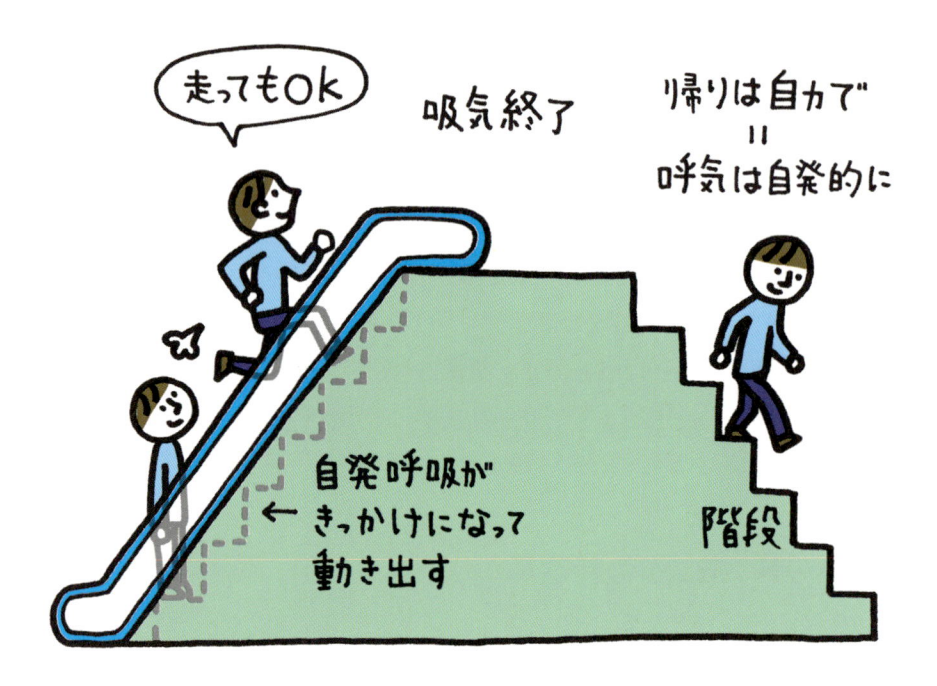

> 走ってもOK　吸気終了　帰りは自力で＝呼気は自発的に
> 自発呼吸がきっかけになって動き出す　階段

## どんな患者さんに向いているの？

適応患者さんおよび非適応の病態は、次の通りです。

**適応患者さん**

> 呼吸困難を減らしたい
> 自発呼吸がある

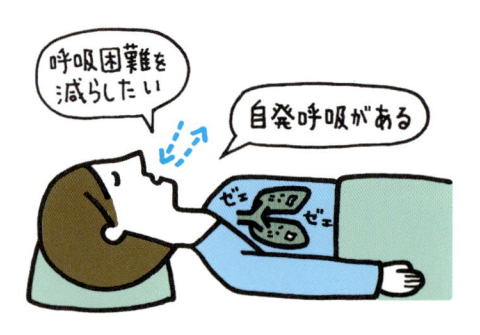

- 自発呼吸がある
- 多少の吸気補助をして呼吸を助ける、また1回換気量を増やしたい（確保したい）場合
- 吸気の呼吸仕事量を減らしたい（吸気を楽にしたい、呼吸困難を軽減したい）場合
- ウィーニングを進めていく場合（PSを徐々に下げる）

**非適応の病態**

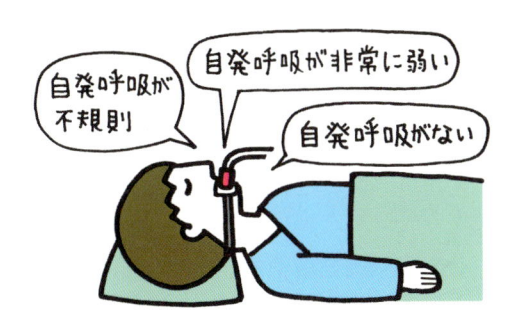

「自発呼吸が不規則」
「自発呼吸が非常に弱い」
「自発呼吸がない」

- 自発呼吸がない（筋弛緩薬使用例、呼吸中枢麻痺、深い鎮静、多量の麻薬使用例など）
- 自発呼吸が不安定、無呼吸になる（呼吸中枢異常、深い鎮静、多量の麻薬使用例など）
- 自発呼吸が非常に弱く、人工呼吸器が自発呼吸を検知できない場合（深い鎮静など）
- 自発呼吸を抑えたい場合（胸郭の外傷など）
- 換気量を一定にしたい場合（実際にはあまりない）

## 換気の特徴

### ●換気量

PSVではバッグを加圧するだけで換気量は決めていません。したがって加圧する圧力（PS圧）は一定ですが、そのとき患者さんがどのくらい吸いたいかによって自由に吸うことができます。つまり、毎回換気量が異なり、病態の変化に従って変化もします。

換気量が低下してきたときは、肺が硬くなった（コンプライアンス低下）、痰が溜まったなどが多くみられます。また鎮静が深すぎても換気量が減少します。なおこのような状況になっても、気道内圧は変化しないことに注意してください。

### ●呼吸数

呼吸数も設定しないので、患者さん自身の呼吸数を反映しています。したがって、経時的に確認していきます。1回換気量が減少したとき、呼吸困難が増強したときなどは、一般的に呼吸数は増えます。一方で、鎮静薬、麻薬を増量したときは、一般的に呼吸数が減少します。

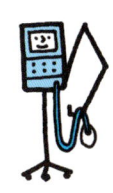

●自発呼吸との同調性

　自発呼吸を補助するモードなので、毎回自発呼吸の始まりを検知してトリガーしなければなりません。そのため、トリガーレベルが適切である必要があります。圧トリガーなら－1～－2cmH$_2$O程度、フロートリガーなら1～5L／分程度です。気道内圧波形などをみて、圧が激しく変動したり、呼吸が2段になる場合、同調性が悪いことになります。不同調の原因としては痰の貯留の場合が多く、気管吸引が必要です。吸引しても改善しない場合は、鎮静レベルの調節、PSの値の調節、換気モードの変更などが必要なこともあります。

## ナースは何に注意する？

　ナースに観察してほしいポイントは、以下の通りです。

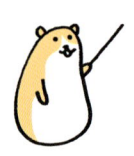

- ・PSの設定値　　　・気道内圧
- ・換気量（1回換気量、分時換気量）　・呼吸数
- ・呼吸のリズム　　・自発呼吸との同調性

　特にPSの設定値は、通常10～15cmH$_2$O程度ですが、肺の硬さ、吸気の努力の大きさなどによって異なります。PS設定の目安は、1回換気量が300～500mL（体重kgあたりで6～8mL）になる値です。また、図9のように、PSの増減によって1回換気量の増減だけでなく、一般に呼吸回数も変化します。すなわち、PSの値を上げると呼吸数は減少し、PSの値を下げると呼吸数は増加します。呼吸数からみたPSレベルは、呼吸数25／分以下が目安です。

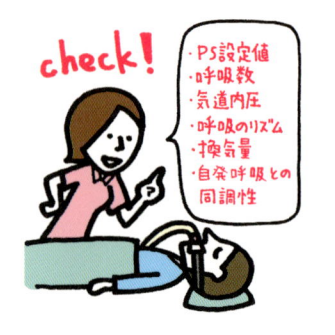

　また、ウィーニング（人工呼吸管理から離脱すること）時は、換気量や呼吸数が変化しやすく、また循環状態も不安定になります。頻呼吸・呼吸困難増強が起これば、ウィーニングの進行は中止し、PSを再び増加させなければなりません。このような変化をよく観察し、迅速な対応ができるようにしておきましょう。

check!
- ・PS設定値
- ・呼吸数
- ・気道内圧
- ・呼吸のリズム
- ・換気量
- ・自発呼吸との同調性

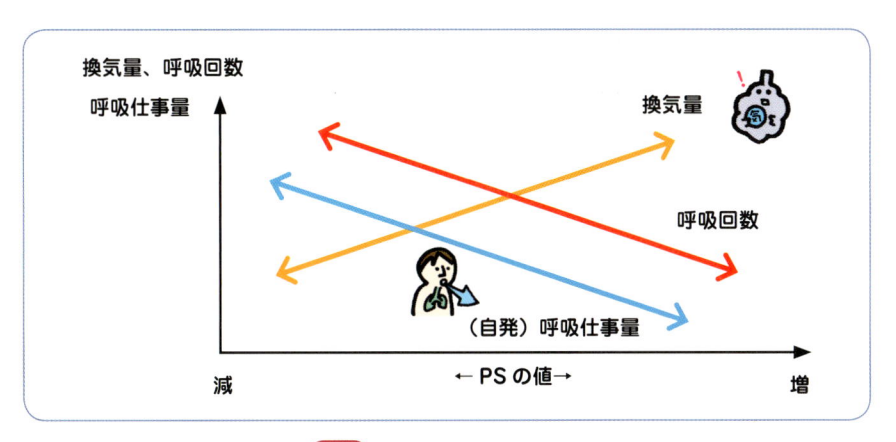

**図9** PSの増減による変化

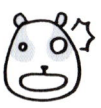

## 設定要件は？

- 換気モードとしては「PSV」という設定を選択します。機種によっては「自発呼吸（SPONT）」を選択して、PSの値を設定するものもあります。
- 無呼吸や低換気に備えて、バックアップ換気と低換気量アラームを必ず設定します。

　PSVの設定では先に述べたように、基本的にPSだけです。この設定すべきPSの値は普通、10～15cmH$_2$O程度になります。換気量、回数の設定はありません。ただし、ほかの換気モードと共通で、吸入気酸素濃度（F$IO_2$）、PEEP（必要なら）、アラームは設定しておきます。

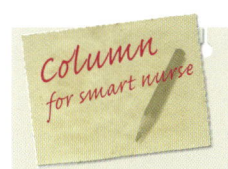

---

### column for smart nurse

## PCVとPSVの違い

　PCVは自発呼吸なしで行う調節換気の1つで調整呼吸（自発呼吸があればアシストも可）を行います。
　一方、PSVは自発呼吸がある状態で行い、その自発呼吸を補助します。つまり、支持呼吸です。これが最大の違い。
　設定項目での違いは右表のようになります。

**PCVとPSVの設定比較**

|  | PCV | PSV |
|---|---|---|
| 吸気圧の設定 | ○（PC） | ○（PS） |
| 換気回数 | ○ | －（患者） |
| 吸気時間 | ○ | －（患者） |
| 1回換気量 | － | － |

○：設定必要　－：設定なし

## 6 そのほかの基本的な換気モード
# CPAP

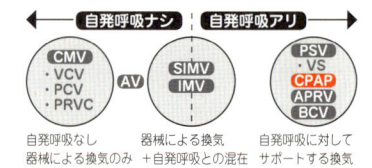

CPAP $\left(\underset{\text{持続的}}{\text{continuous}} \underset{\text{気道陽圧}}{\text{positive airway pressure}}\right)$ とは

**自発呼吸に PEEP を加えた換気モードです。**

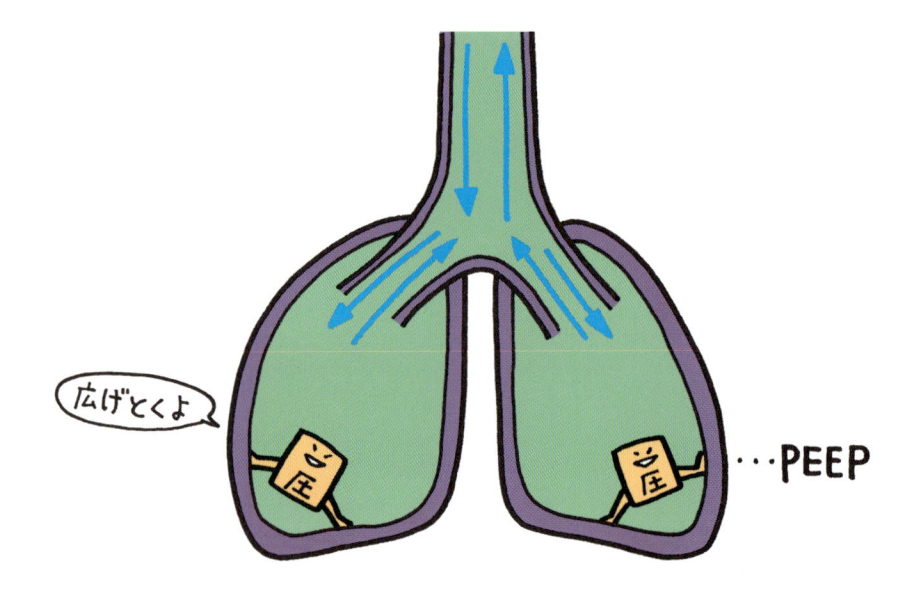

「広げとくよ」

…PEEP

　最も生理的な換気モードで、胸腔内圧の上昇が比較的小さいため、循環抑制が軽減されます。

　CPAP の主体は自発呼吸のため、人工呼吸の換気モードに加えないという解釈もあります。しかし一般的には、人工呼吸器で設定して行うものなので本書では掲載しました。

### 特徴・利点

- PEEPを用いた自発呼吸である（換気量などは患者さん自身が吸いたいだけ吸う）
- 吸気から呼気の呼吸全相にわたって気道内圧が陽圧に維持される
- 気道内圧は常にプラス（陽圧）であり、ほぼ一定している
- マスクでも挿管でも実施可能
- 主に酸素化能の改善（$PaO_2$上昇）を期待して実施される
- 設定するPEEP（CPAP）は5〜10cm$H_2O$のことが多い

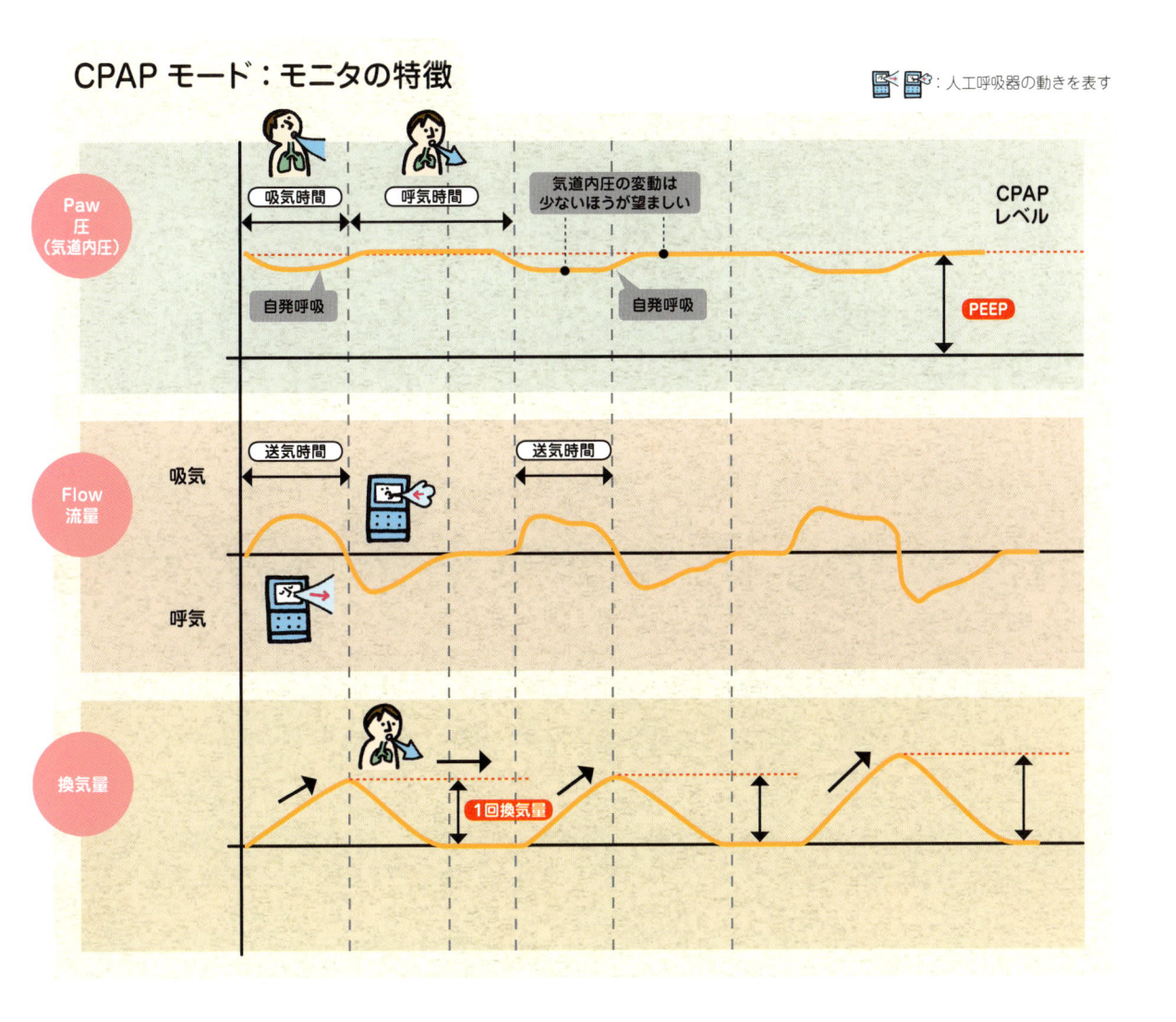

## CPAPモード：モニタの特徴

## 例えるなら？

　PSVはエスカレーターに例えましたが、CPAPは階段での昇降だと考えてください。ただし、イラストのようにいちばん下まで降りなくてよいように、昇りも下りも下から一定の支えがあります。

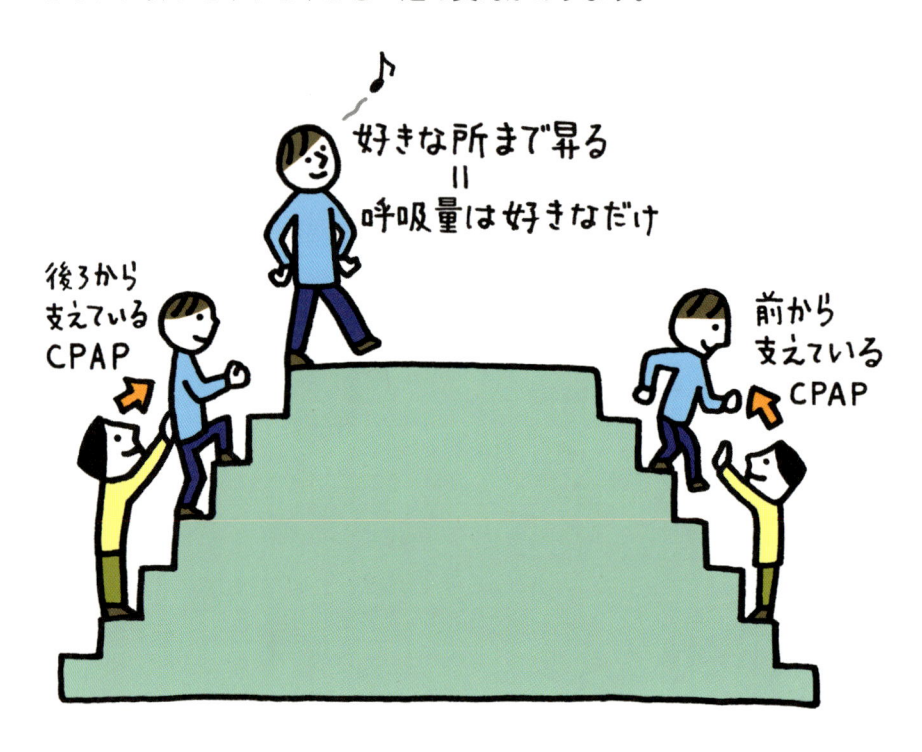

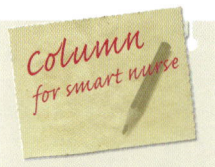

好きな所まで昇る
＝
呼吸量は好きなだけ

後ろから支えているCPAP

前から支えているCPAP

---

**Column for smart nurse**

### PEEPとCPAPの違い

**PEEP** ⇒ 呼気の終わりにかけた陽圧、または陽圧をかけておくこと。
**CPAP** ⇒ 自発呼吸にPEEPを用い、吸気のときもPEEPと同一の圧を加える方式。

　どちらも、虚脱した肺胞などの病的肺においては、陽圧をかけて肺胞を拡げることができるため、ガス交換できる容量が増え、$PaO_2$ の上昇を目的とします。

## どんな患者さんに向いているの？

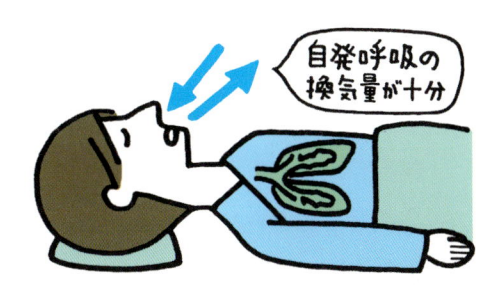

*自発呼吸の換気量が十分*

まず、自発呼吸があることが大前提です。CPAP は PEEP を用いて酸素化の改善を期待するので、適応は次のような病態になります。

・自発呼吸があり、換気量は確保されていること
・呼吸中枢に異常がないこと
・酸素療法に反応しない低酸素血症（特に肺胞虚脱、肺水腫などの病態）
・高い吸気圧を避けたい場合
・人工呼吸器からのウィーニングの過程（終盤）
・睡眠時無呼吸症候群など（→鼻マスクで施行）

なお、CPAP が適応とならないのは、「自発呼吸がないまたは、不安定」、「換気量が少ない」などです。換気量が少ない場合は一般にプレッシャーサポート（PS）を加える、すなわち、PSV + PEEP（CPAP）とすると、換気量を確保できるようになります。

*CPAP + PS すなわち PSV + PEEP 肺胞が虚脱しないようにしているのね*

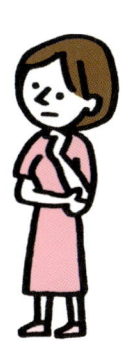

## ナースは何に注意する?

ナースが注意するポイントは、以下の通りです。

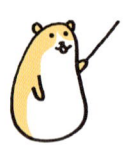

・自発呼吸主体であることに留意
・自発呼吸が不安定でないこと
・換気量が確保されていること
・呼吸困難、頻呼吸がないこと　など

また、鎮静薬、麻薬を増量した場合、呼吸抑制が起こるので注意深く観察することが大切です。痰が貯留した場合なども気道内圧は変化せず、換気量の減少などが起こります。

気道内圧は、吸気呼気全相にわたって設定したCPAP（PEEP）になっていることが理想的です。すなわち、気道内圧の振れが少ないことをグラフィックモニタ、気道内圧計の針の動きで観察します。吸気のとき気道内圧は少し低下しますが、設定値－2cmH$_2$O以内を目標とします。それ以上に低下する場合は、呼吸困難が強くなります。この場合、人工呼吸器トリガーの不良、吸気努力の増大などが原因なので、トリガー調節または換気モードの変更などの対処が必要です。

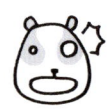

## 設定要件は?

●換気モードとしては「CPAP」という設定を選択するほか、機種によっては「自発呼吸（SPONT）」を選択します。

基本的な設定は、CPAP（＝PEEP）の圧力だけです。この設定すべきCPAPの値は普通、5～10cmH$_2$O程度になります。ときには20cmH$_2$O以上の場合もあります。換気量、回数の設定はありません。ただし、ほかの換気モードと共通で、吸入気酸素濃度（FlO$_2$）、アラームは設定しておきます。CPAPの値は、主にPaO$_2$を参考に決定します。あまり高い圧になると、血圧低下（循環抑制）や気胸（圧外傷）の危険性が高まります。

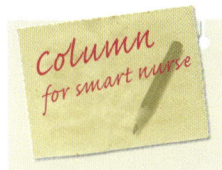

## Column for smart nurse

# PEEPって何?

- PEEP (positive end-expiratory pressure) とは、呼気終末陽圧のこと。
- 呼気時の気道内圧がゼロにならないように、一定の圧（陽圧）をかける機能です。これにより、肺胞が虚脱するのを防ぎ、酸素化を改善することができます。
- PEEPは、PSV、SIMV、CPAPのような「換気モード」ではなく、$FIO_2$のような「酸素化」に関係する機能の1つです。
- すべての換気モードとの併用が可能です。特に自発呼吸主体のときに「CPAP」といいます。

## PEEPの原理

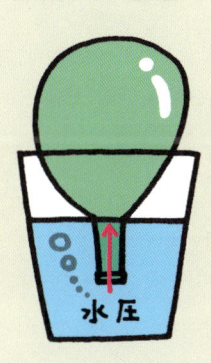

左図では風船の口が水中で開口しているので、水圧の分だけ風船に圧力が残り、風船がしぼんでいません。PEEPはこの場合の水圧と同様に作用しています。呼気のときに残しておくこの圧力を「PEEP」といいます。またはこの方法を指すこともあります。

反対に水圧なしのとき、すなわち空気中で風船の口を開口した場合、風船内は大気圧と同じになり風船はしぼんでしまいます。

これと同様に、PEEP（水圧にあたる）なしのときの呼気の終わりでは、気道内圧は大気圧と同じになり、肺胞はしぼんでしまいます。

注）気道の圧力は大気圧を基準として「0」とする。

## PEEPがあるとどうなる?

下図のように、呼気の終わりにも肺の空気が完全に抜ける直前で圧を加えておくと、肺胞が潰れにくくなります。また、肺胞が開くため、酸素化が改善し、$PaO_2$の上昇が期待されます。CPAPでは、吸気のときも呼気のPEEPと同じだけの気道内圧を維持します。したがって、理想的には吸気・呼気とも気道内圧はPEEPと同じ値が維持され、一定になります。

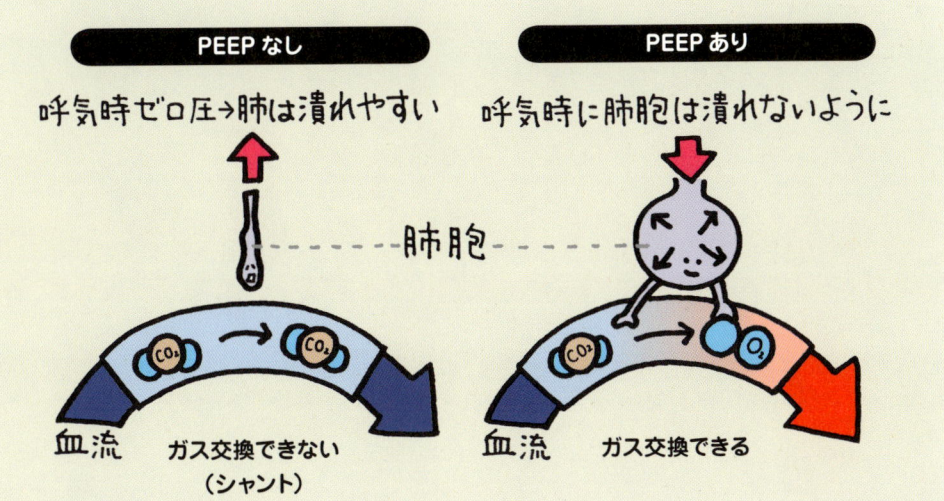

**PEEPなし**
呼気時ゼロ圧→肺は潰れやすい
ガス交換できない（シャント）

**PEEPあり**
呼気時に肺胞は潰れないように
ガス交換できる

## 気道内圧の変化

　PEEPを用いて、下図のように気道内圧が一定の陽圧になるように管理する「CPAP」の設定は「CPAP 10cmH₂O」または「PEEP 10cmH₂O」などといいます。PEEPはほかの換気モードと併用され、例えばSIMV + PEEP、PSV + PEEPという方式もしばしば行われます。なお、これらの設定を便宜的に「SIMV+CPAP」、「PSV+CPAP」と呼ぶ機種もあります。

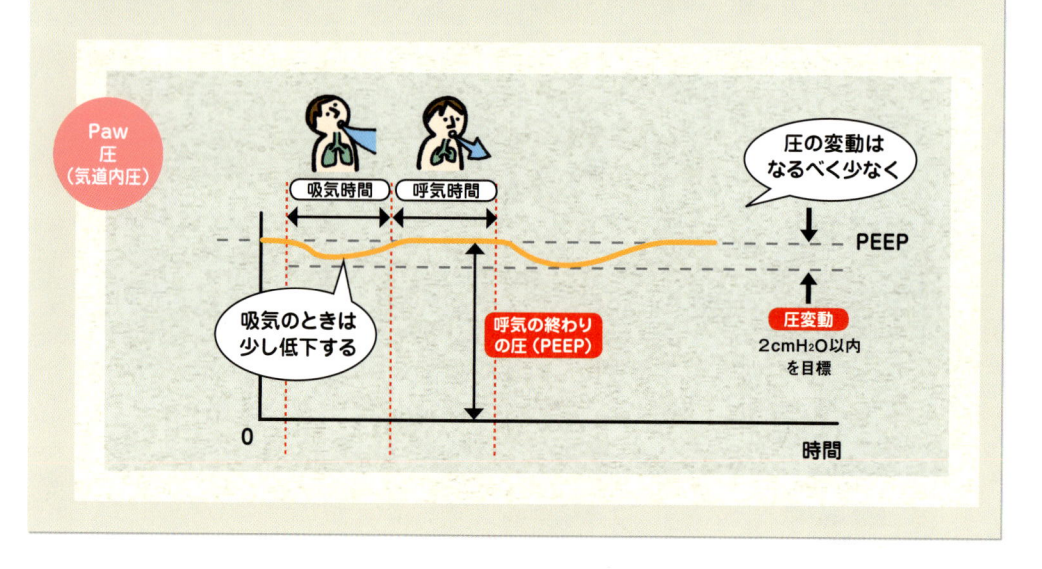

Paw 圧（気道内圧）

吸気時間　呼気時間

圧の変動はなるべく少なく → PEEP

吸気のときは少し低下する

呼気の終わりの圧（PEEP）

圧変動 2cmH₂O以内を目標

時間

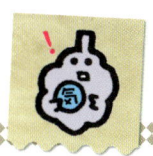

# 人工呼吸器および呼吸回路の全体

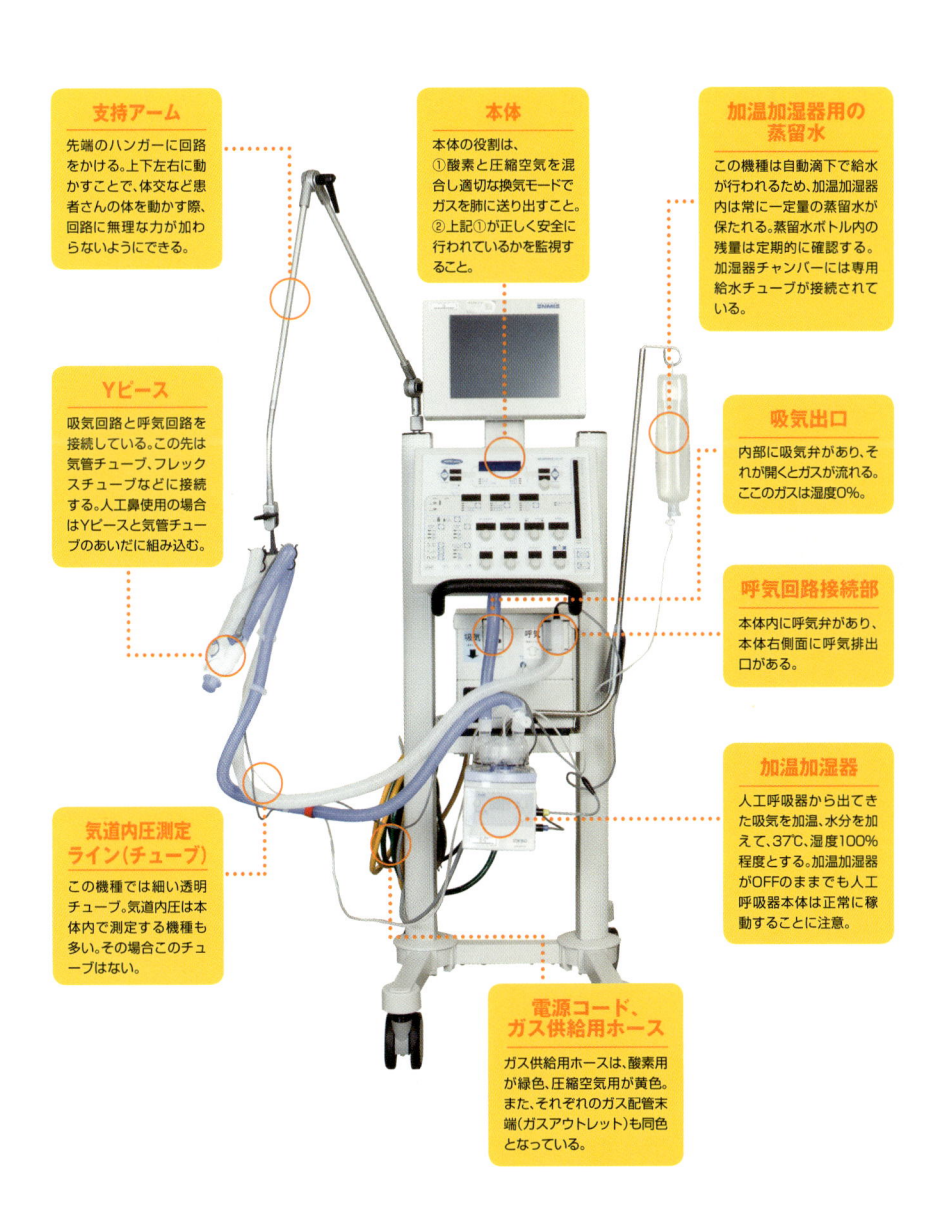

**支持アーム**
先端のハンガーに回路をかける。上下左右に動かすことで、体交など患者さんの体を動かす際、回路に無理な力が加わらないようにできる。

**本体**
本体の役割は、①酸素と圧縮空気を混合し適切な換気モードでガスを肺に送り出すこと。②上記①が正しく安全に行われているかを監視すること。

**加温加湿器用の蒸留水**
この機種は自動滴下で給水が行われるため、加温加湿器内は常に一定量の蒸留水が保たれる。蒸留水ボトル内の残量は定期的に確認する。加湿器チャンバーには専用給水チューブが接続されている。

**Yピース**
吸気回路と呼気回路を接続している。この先は気管チューブ、フレックスチューブなどに接続する。人工鼻使用の場合はYピースと気管チューブのあいだに組み込む。

**吸気出口**
内部に吸気弁があり、それが開くとガスが流れる。ここのガスは湿度0%。

**呼気回路接続部**
本体内に呼気弁があり、本体右側面に呼気排出口がある。

**気道内圧測定ライン（チューブ）**
この機種では細い透明チューブ。気道内圧は本体内で測定する機種も多い。その場合このチューブはない。

**加温加湿器**
人工呼吸器から出てきた吸気を加温、水分を加えて、37℃、湿度100%程度とする。加温加湿器がOFFのままでも人工呼吸器本体は正常に稼動することに注意。

**電源コード、ガス供給用ホース**
ガス供給用ホースは、酸素用が緑色、圧縮空気用が黄色。また、それぞれのガス配管末端（ガスアウトレット）も同色となっている。

※写真はニューポート ベンチレータ モデル e500 ウェーブの1例です。機種によって接続口の位置が異なったり、また、回路によって部品、長さ、色分けなどが異なる場合があります。
⇒人工呼吸器の組み立てかたは105ページへ

写真　上飯坂 真

## 7 自発呼吸に対してサポートする換気
# APRV

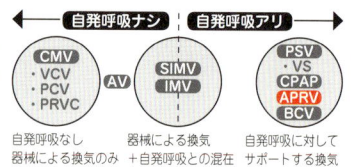

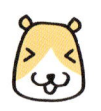

**APRV**（<u>airway</u> <u>pressure</u> <u>release</u> <u>ventilation</u>）とは
　　　　　気道　　圧　　解放　　換気

気道には持続的に高い陽圧が加わり、周期的に圧をリリース（解放）するモードです。

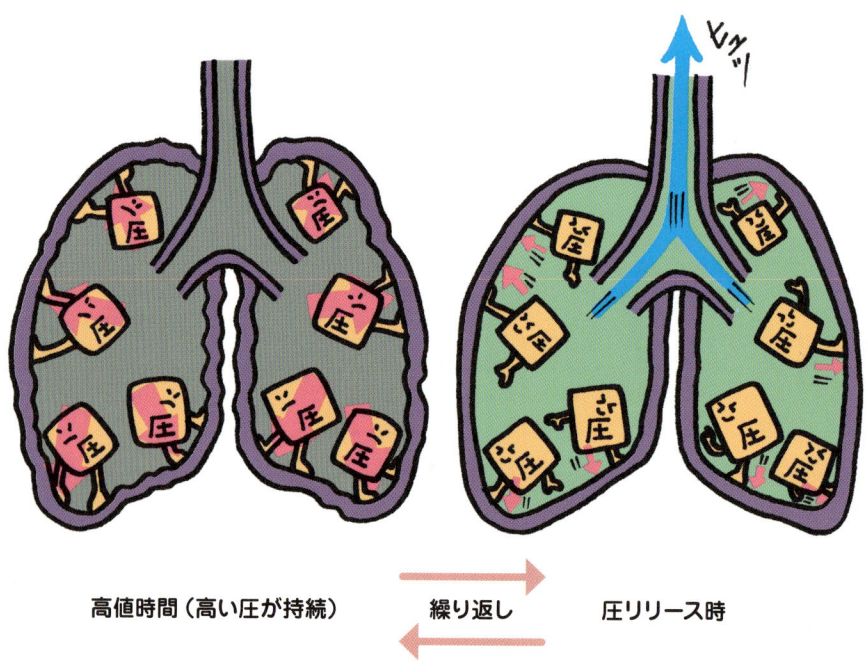

高値時間（高い圧が持続）　←繰り返し→　圧リリース時

　基本的には、高PEEPのCPAP（70ページ参照）による肺リクルートメント効果を目的とした換気モードであり、気道内圧上昇による換気量や静脈環流の低下を圧リリースにより防いでいます。

　圧リリースは、1秒以下と短時間であり、肺の虚脱は生じずに、大きな圧較差による速い呼気流速と大きな換気量が得られます。

ほかの換気のモードは通常、ベースライン（PEEP）から、さらに気道内圧を上げて換気を行いますが、APRVでは、ベースラインから、気道内圧を下げる方向に換気を行うので、圧波形は、PCVをひっくり返したような形（図10）になります。

**APRVの気道内圧波形**

**PCVの気道内圧波形**

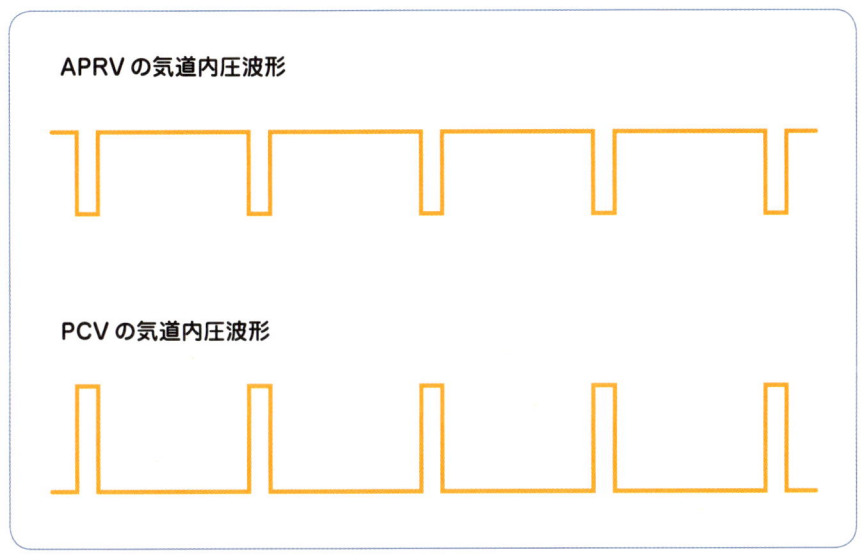

図10　APRV・PCVの気道内圧波形

## 用語解説

### 肺リクルートメント

　虚脱した肺胞を開通させるためと、呼気時で肺胞内の空気を吸い出し虚脱させる力（ずり応力）を軽減するために、一定の高い気道内圧をかけて、虚脱した肺胞を再拡張させること。
　気道内圧の上昇によって起こる気胸などの肺障害や胸腔内圧の上昇によって循環が抑制されるため、血圧低下を引き起こすことがある。
　肺リクルートメント時は最低限の圧から始め、動脈圧を直接モニタリングしながら行うことが大切である。

## APRV モード：モニタの特徴

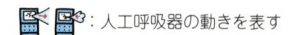

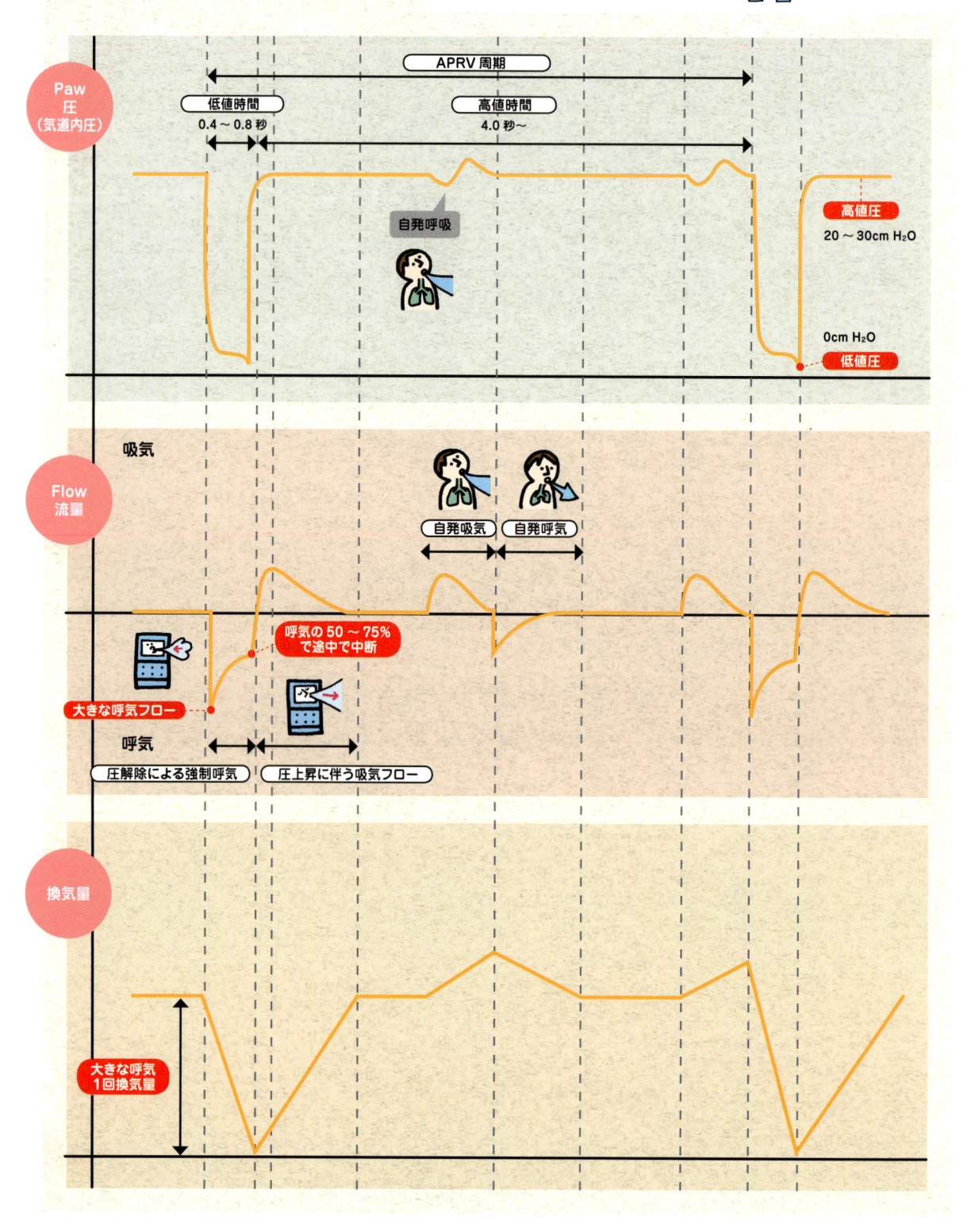

🖥️：人工呼吸器の動きを表す

**Paw 圧（気道内圧）**

- APRV 周期
- 低値時間 0.4～0.8秒
- 高値時間 4.0秒～
- 自発呼吸
- 高値圧 20～30cm $H_2O$
- 0cm $H_2O$
- 低値圧

**Flow 流量**

- 吸気
- 自発吸気
- 自発呼気
- 大きな呼気フロー
- 呼気の 50～75% で途中で中断
- 呼気
- 圧解除による強制呼気
- 圧上昇に伴う吸気フロー

**換気量**

- 大きな呼気1回換気量

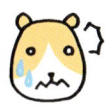

## 例えるなら？

　バルブを閉じたジャクソンリースは、パンパンに膨らんでいます。一瞬、バルブを開くと勢いよく気流が噴き出てきますが、バッグは完全にはしぼみません。

　肺にはたくさんガスがはいっているので、高い圧力がかかっています。圧を抜くと、一瞬、ガスが噴き出ますが、肺はほとんど虚脱しないまま保たれます。息を吸ったまま獲物に狙いを定めて、一気に吹き矢を吹くイメージに似ています。

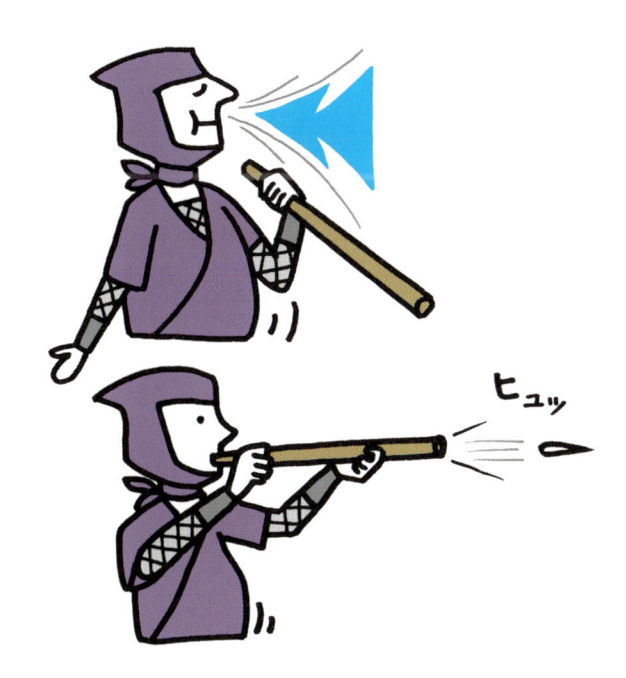

## どんな患者さんに向いているの？

**自発呼吸がある、重症酸素化障害、気道内圧上昇の患者さんに適しています。**

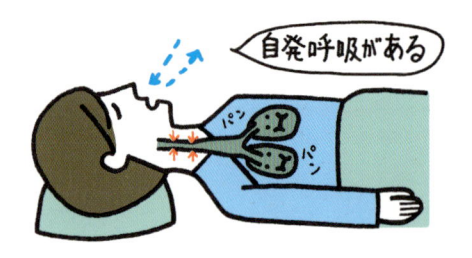

ほかのモードに比べ、平均気道内圧は高い状態で、最高気道内圧（PIP）を低く維持できます。圧リリースだけでも最低限の換気は得られますが、自発呼吸がないと換気不足になります。また、高圧部分における呼吸努力が肺の含気の改善と酸素化に重要とされています。

特に、吸気努力が強く、吸気流量が多く、肺コンプライアンスが低い急性呼吸窮迫症候群（ARDS）の患者さんでよく使われています。

## ナースは何に注意する？

・APRVでは、患者さんの気道抵抗と肺のコンプライアンス、呼吸努力の変化により、換気が絶えず変動するので、特に$PaCO_2$の上昇には注意が必要です。カプノグラム、分時換気量の観察とともに定期的に血液ガスで$PaCO_2$をチェックしてください。
・自発呼吸が消失した場合は、モード変更や、鎮静薬の減量などが必要になります。
・圧リリース時の流量波形が、スムーズに基線に戻ると肺虚脱を起こすので、最大呼気流量の50〜75％の時点で呼気が中断することを確認します。

## 設定要件は？

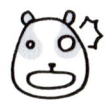

特別にAPRVモードを装備した機種もありますが、一般的には、BIPAP、Bi-vent、BILEVELモードで設定できます。設定の違いだけで、自発呼吸を活かした圧規定換気ということでは、BIPAPモードとは大きく変わりません。

- 基本は高値圧、高値時間、低値圧、低値時間の4つの設定です。
- 高値圧を20～30 cmH$_2$Oに設定します。これが、APRVにおけるPEEPに相当します。
- 高値時間は4.0秒程度で開始し、徐々に延ばしていきます。
- 低値圧は0 cmH$_2$Oにします。
- 低値時間を、呼気が最大呼気流速の50～75％の時点で終了するように設定します。通常0.4～0.8秒。慢性閉塞性肺疾患（COPD）など呼出障害が存在する場合は、1～1.5秒にします。
- 圧リリース回数＝60／（高値時間＋低値時間）として、計算されます。例えば高値時間4.5秒、低値時間0.5秒なら、圧リリース回数は12／分となります。
- 吸入気酸素濃度（FiO$_2$）、立ち上がり時間、プレッシャーサポート（PS）の設定が必要です。

### 用語解説

#### 最高気道内圧（PIP）

呼吸周期内で最も高い気道内圧のこと。気道内圧（Paw）には、ピーク圧（PIP）とプラトー圧がある。

吸気ポーズ（吸気終末プラトー：EIPともいう）を設定したVCVの場合、気道内圧は吸気フローが終了する時点で最大値（PIP）になる。その直後のプラトーのとき気道内圧は少し下がってプラトー圧を示す。プラトー圧のときに末梢の肺胞まで圧がかかり、肺胞を最も膨らませることができる。

#### カプノグラム

呼気CO$_2$モニタによるCO$_2$濃度カーブ。呼気終末部分の値をエンドタイダルCO$_2$（EtCO$_2$）という。

## 8 自発呼吸に対してサポートする換気
# BCV

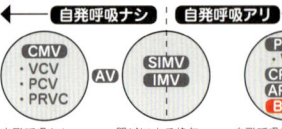

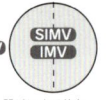

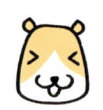

BCV（biphasic cuirass ventilation／二相性 胸あて 換気）とは

胸郭の外側から非侵襲的に呼吸補助や調節換気を行う二相性の体外式人工呼吸器です。

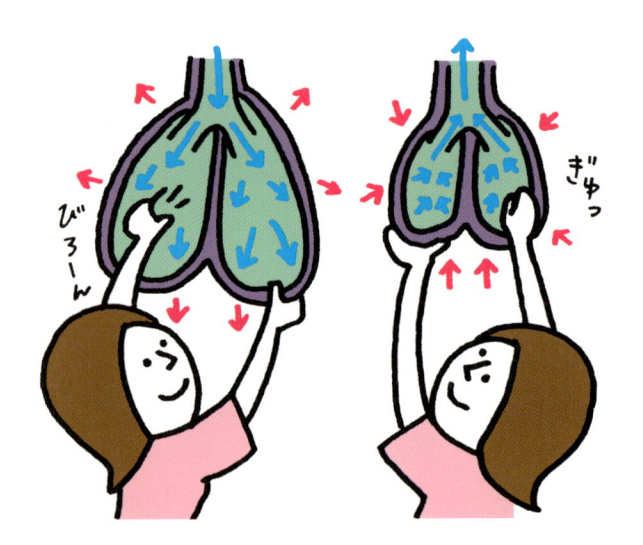

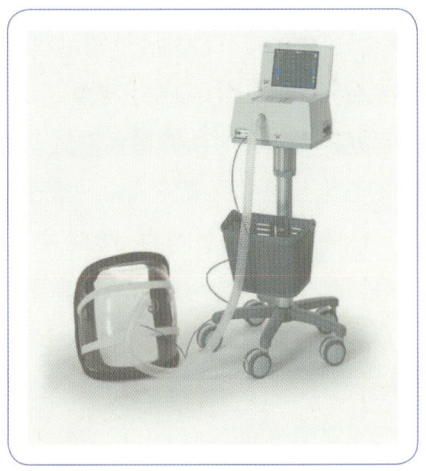

**図11 BCVの代表的な器機　RTX®**
（写真提供：英国 ユナイテッド ハイエック インダストリーズ 社製、輸入代理店 アイ・エム・アイ株式会社）

　BCV（図11）とは、胸腹部を胸あて（キュイラス）で覆い、その内部を陰圧・陽圧の二相性にコントロールすることで非侵襲的に呼吸補助や調節換気を行う体外式人工呼吸器です[1]。

　気管挿管や気管切開などの侵襲的な処置が必要ないばかりか着脱が容易で、従来では人工呼吸管理を躊躇するような軽度の呼吸困難からの使用や、自発呼吸のある救急時の使用も可能です。また喀痰排出を促進するモードもあり、周術期や呼吸リハビリテーションなどにも利用されており、その適応は拡大して多くの場面での使用経験が報告されるようになってきました。

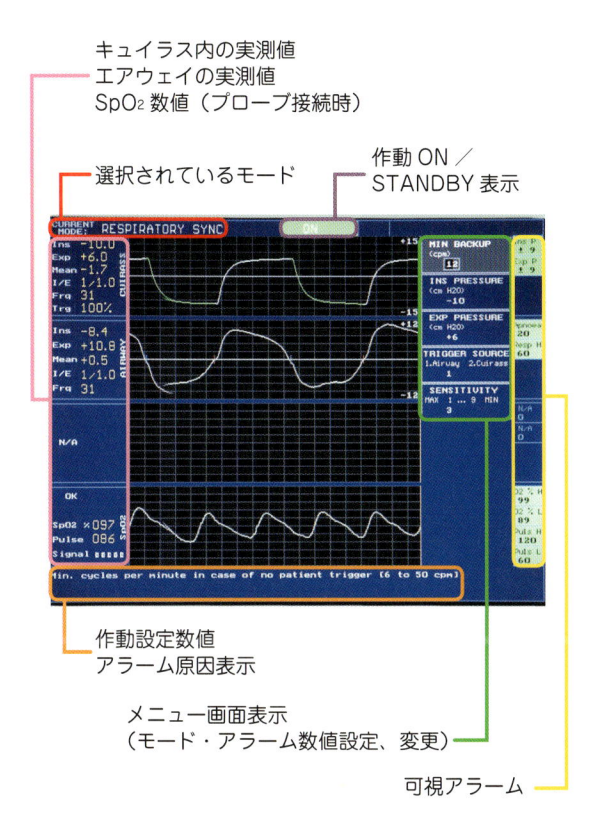

キュイラス内の実測値
エアウェイの実測値
SpO₂数値（プローブ接続時）

選択されているモード

作動 ON／STANDBY 表示

作動設定数値
アラーム原因表示

メニュー画面表示
（モード・アラーム数値設定、変更）

可視アラーム

## シンクロモード：モニタの特徴

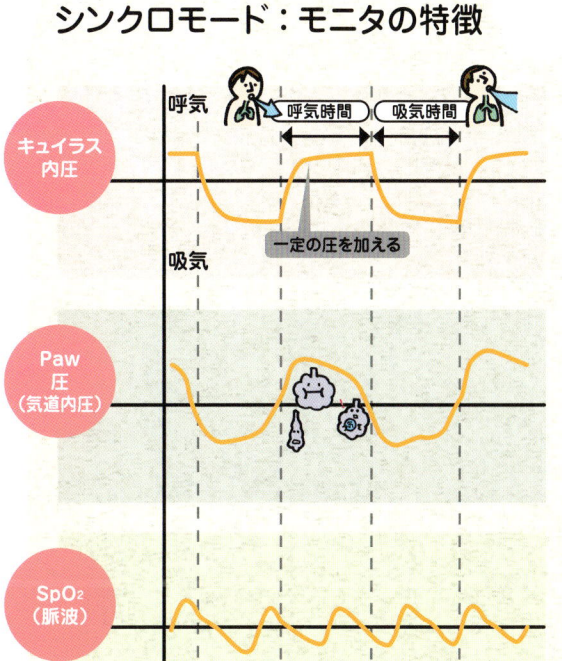

キュイラス内圧 ／ 呼気／呼気時間／吸気時間

一定の圧を加える

吸気

Paw 圧（気道内圧）

SpO₂（脈波）

## 持続陰圧モード：モニタの特徴

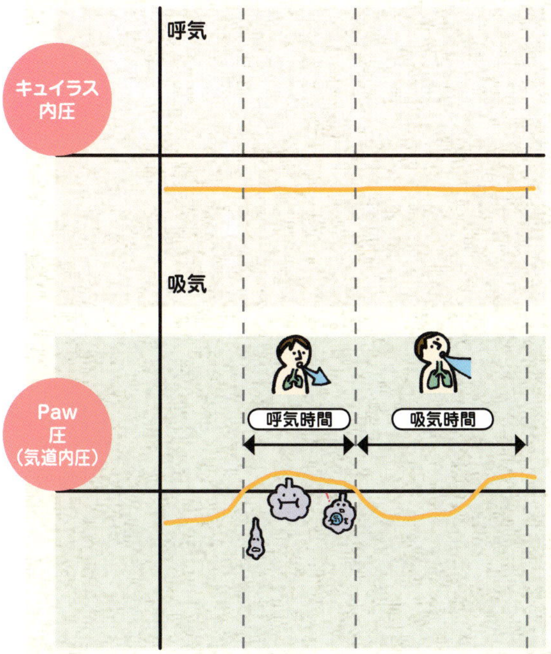

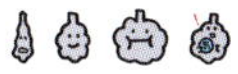

呼気

キュイラス内圧

吸気

Paw 圧（気道内圧）

呼気時間／吸気時間

## クリアランスモード：モニタの特徴

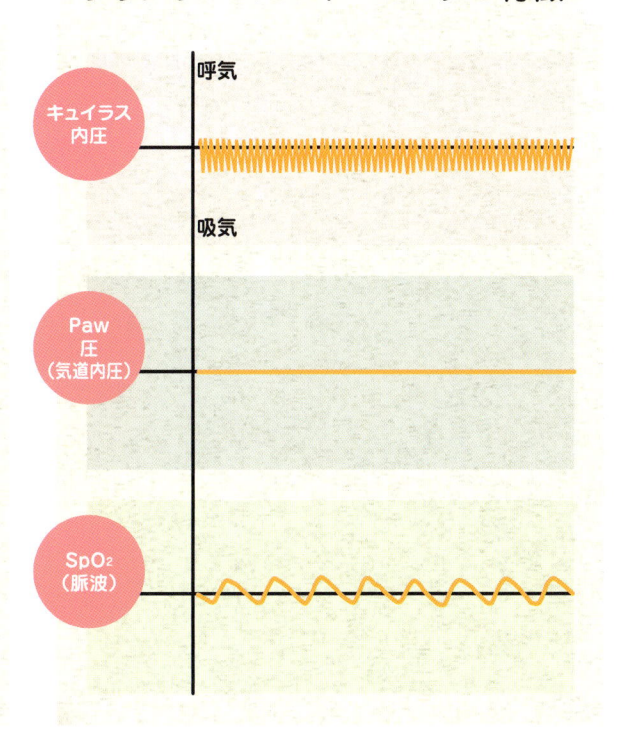

呼気

キュイラス内圧

吸気

Paw 圧（気道内圧）

SpO₂（脈波）

：肺・肺胞の動きを表す

早わかり人工呼吸器換気モード超入門　85

## 原理・特徴

　BCVは、自発呼吸のある患者さんの胸腹部にキュイラスを装着し、その内部を陰圧にすることで患者さんの横隔膜の引き下げと胸郭の拡がりによって吸気を、反対に内部を陽圧にすることで横隔膜の押し上げと胸郭の収縮によって呼気を促進して呼吸を補助します（図12）。

　器機による人工呼吸、いわゆる陽圧換気では気道に直接ガスを送り込むことから、病変が偏在していて肺の硬さや気道径が不均等である場合、ガスが入りやすい場所が過膨張となり不均等換気を起こしやすくなります。一方、陰圧換気では、胸郭全体と横隔膜に対して均等な圧を広範囲にかけることで横隔膜や胸郭の可動域を拡大させて肺内の換気状態を均一にしながら生理的に換気量を増大させることができます。また、より低い平均気道内圧での人工換気が可能で、胸腔内陰圧が促進されて静脈環流量が増加し、心拍出量や肺血流量、尿量を増加させます。先天性心疾患などの心臓血管外科手術後で胸腔内圧を上昇させたくない状況で使用されています。

キュイラス内を陰圧にすることにより、横隔膜の引き下げと、胸郭の拡がりで吸気を行う。

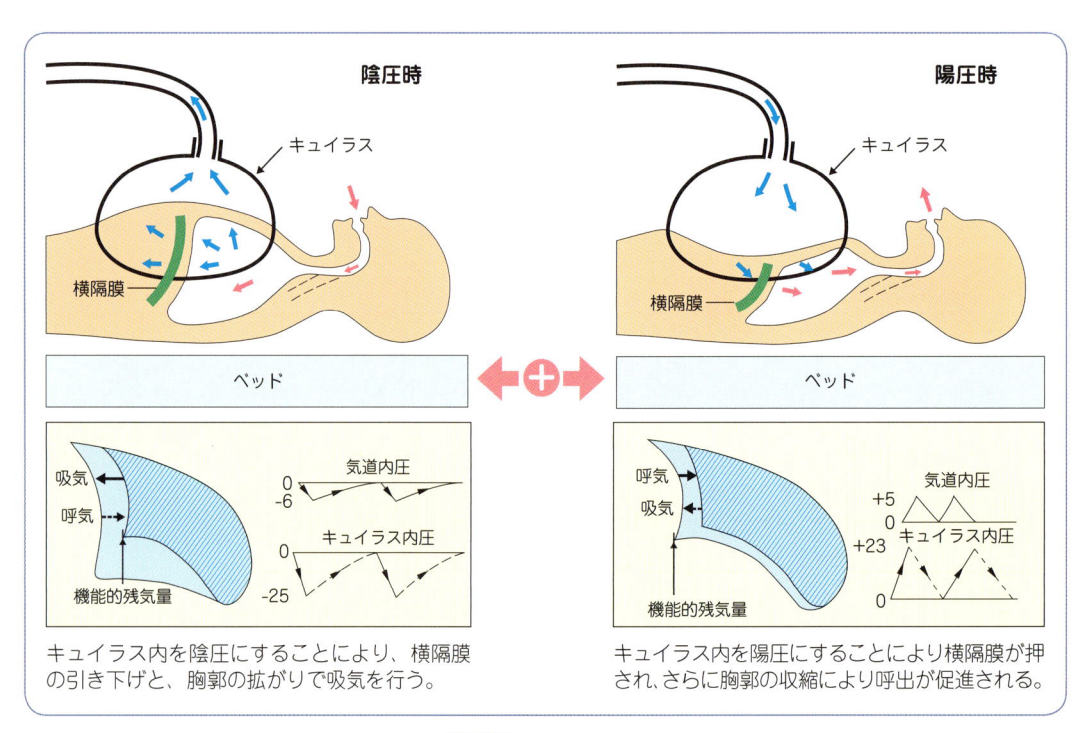

キュイラス内を陽圧にすることにより横隔膜が押され、さらに胸郭の収縮により呼出が促進される。

**図12** BCVの原理

アイ・エム・アイ（株）ホームページより一部改変

また、高頻度の陽陰圧により胸壁に振動を与えて分泌物の移動を容易にしたり、陽陰圧を利用して咳（擬似咳）を誘発し分泌物の排出を促したりすることができる機能もあります（クリアランスモード：85、90ページ参照）。

　同じ非侵襲的呼吸管理法であるNPPV（96ページ参照）では、鼻マスクやフェイスマスクなどにより塞がれてしまう顔面や上気道がBCVでは完全に開放されるため、経口摂取や会話、咳嗽、排痰、気管支拡張薬などの吸入療法も人工呼吸を中断せずに行うことが可能です。
　機器の着脱や操作は極めて簡便で、施術者により治療効果にバラツキが出ることが少ないことも特徴です。

### 特徴・利点

・装着・離脱の手技が簡単
・人間の生理的な呼吸に近い
・機能的残気量や換気量の増加（酸素化の改善）
・静脈還流量の増加（中心静脈圧の減少、心拍出量の増大、尿量増加）
・クリアランスモードによる気道浄化や気道・肺胞の再開通による効果あり
・陽圧式人工呼吸器で生じる肺損傷や人工呼吸器関連肺炎（VAP）などの合併症がない
・肺全体に均一に圧がかけられる
・マスク装着の必要がなく、食事や哺乳、会話が可能など高いQOLを得ることも可能

## 例えるなら？

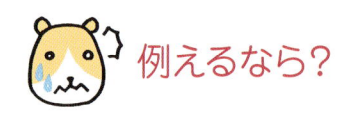

　陽圧式人工呼吸器では、常に上気道から無理矢理棒（空気）を押し込んで肺を拡げている状態であるのに対し、体外式陽陰圧式人工呼吸器では、陰圧（吸気）のときは横隔膜や胸郭を外側から引っ張ることにより上気道から棒が肺内に引き込まれて肺が拡がり、陽圧（呼気）のときは横隔膜や胸郭を外側から押すことで、肺を縮めて棒を外に押し出すイメージです。

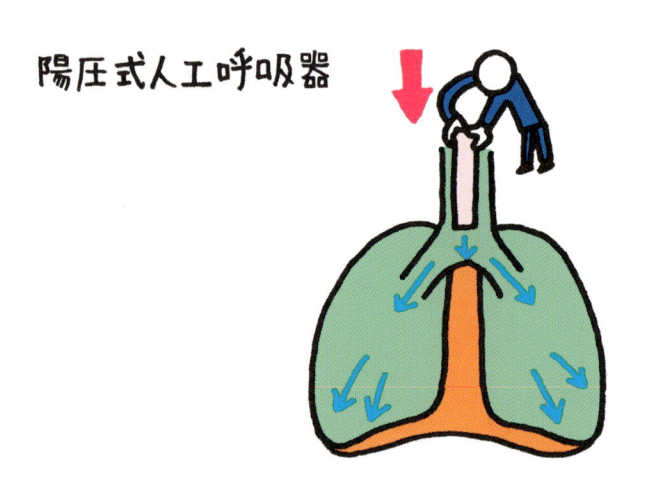

**陽圧式人工呼吸器**

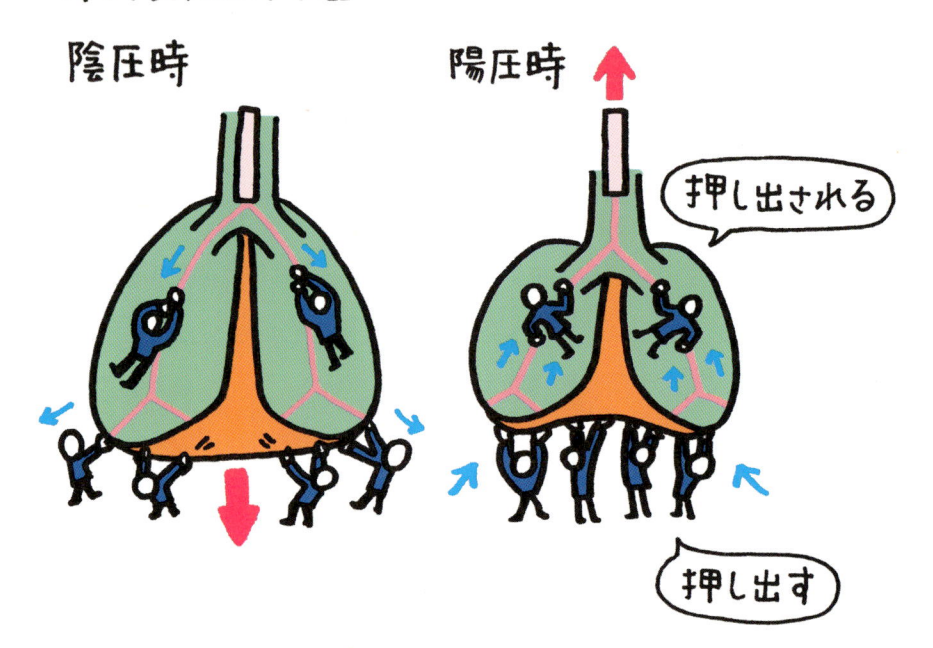

**体外式人工呼吸器**

陰圧時　　　　　陽圧時

押し出される

押し出す

## どんな患者さんに向いているの？

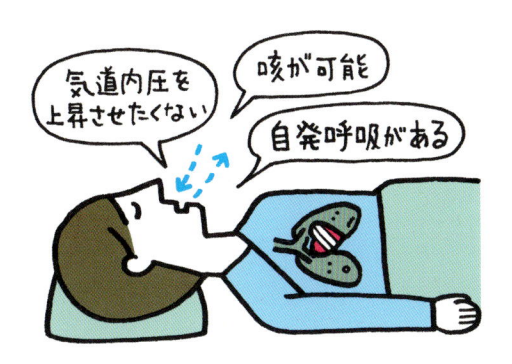

**自発呼吸があれば、新生児から体格に関係なくすべての患者さんに適しています。**

　自発呼吸を補助するタイプの人工呼吸器のため、自発呼吸がない患者さんには使用できません。また、気道の器質的狭窄のある患者さんへの使用も限定されています。肺炎や気管支炎など呼吸器感染症、気管支喘息や慢性閉塞性肺疾患（COPD）など肺や気道の病変による呼吸困難、心原性肺水腫や先天性心疾患に対する手術（Fontan術）後など循環器系に主な原因のある呼吸障害、神経筋疾患による呼吸筋障害、心不全や呼吸不全に対する肺理学療法など多くの疾患や病態に使用されるようになってきました。

　特に、小児は胸郭が薄く呼吸器のコンプライアンス（胸郭と肺の柔らかさ）が大きいためキュイラスからの圧が胸郭や横隔膜に直達的に作用しやすい、自覚症状をきちんと伝えられないことが多く重症化しやすいなどの理由から、症状の軽度な時期からの使用が望ましく、重症化を抑制することもできます。

　急性呼吸不全治療後の抜管困難例や急性呼吸窮迫症候群（ARDS）や急性肺傷害（ALI）などの重症呼吸障害に対してもBCVを併用することで、酸素化や高炭酸ガス血症の改善のみならず、心拍出量の増大など心機能の改善がみられます。さらにクリアランスモードを使用することで、虚脱肺や無気肺などに対する肺リクルートメントにも有効です。

　インターフェイスは、新生児期から100kgを超える成人まで種類が豊富ですべての年齢層での使用が可能であり、今後もその適応は拡大すると考えられています。

## 換気モードはどんなものがあるの？

BCVには5つの換気モードが装備されています。以下に、各モードを簡単に説明します。

### 持続陰圧（continuous negative）モード

キュイラス内を持続的に陰圧にし、横隔膜を引き下げ、胸郭を拡げることにより呼吸の補助を行います。陽圧式人工呼吸器のCPAPに相当します。

### コントロール（control）モード

吸気キュイラス内を陰圧、呼気キュイラス内を陽圧とし、換気回数、I：E比を設定する強制換気様式の呼吸モードです。陽圧式人工呼吸器のCMVに相当します。

### トリガー（respiratory trigger）モード

吸気および呼気のキュイラス内圧とI：E比を設定し、患者さんの吸気をトリガーし設定圧と設定時間比率で換気の補助を行います。陽圧式人工呼吸器のACVに相当します。トリガーはキュイラス内圧またはエアウェイ（口腔・鼻腔）で選択します。無呼吸やトリガー不良対処のためのバックアップ換気の設定も可能です。

### シンクロ（respiratory synchronized）モード

基本的にはトリガーモードと同様で、吸気・呼気を患者さんの呼吸と同期させて作動します。I：E比はバックアップ換気時の設定になります。陽圧式人工呼吸器の吸気・呼気（Biphasic）PSVに相当します。

### クリアランス（secretion clearance）モード

キュイラス内を短時間ずつ交互に陽圧と陰圧にし、胸腹壁に振動を与えたり、陽陰圧を利用して咳を誘発（カフモード）したりして分泌物の排出を促します。これは肺理学療法と同等の効果があります。

## ナースは何に注意する？

キュイラスが患者さんの身体に密着していることが最も大切なポイントです。密着が不十分でエアリークやずれが生じると、キュイラス内にガスが流入することによる寒気や体温低下、作動音の増大、十分な圧がかからないことによる換気不全などが起こります。

また、キュイラスのずれや過度な圧迫は、皮膚損傷を起こすこともあるので、ときどきキュイラスを外して皮膚の状態をチェックしましょう。

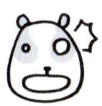

## 設定要件は？

BCVにおける設定基準を表6に示します。

**表6 BCVの設定値**

| モード | 吸気圧（cmH$_2$O） | 呼気圧（cmH$_2$O） | I：E比 |
|---|---|---|---|
| コントロール（トリガー、シンクロ） | －10〜－20 | ＋5〜＋20 | 2.0〜4.0：1.0 |
| | (トリガーをキュイラス内圧またはエアウェイ［口腔・鼻腔］から選択) | | |
| 持続陰圧 | －10〜－20 | 設定なし | 設定なし |
| クリアランス（カフ） | －5〜－20（－10〜－25） | ＋5〜＋10（＋5〜＋10） | 5.0：1.0（5.0：1.0） |
| | FREQUENCY=600cpm、時間2〜15分間（FREQUENCY=5〜10cpm、時間1〜5分間）クリアランスモードを含めて回数2〜5回を1日数回 | | |

■参考文献

1) Lipton DM : Cuirass ventilation: a review and update. Crit Care Resusc. 2005；7（1）：22-28.
2) Shekerdemian LS, Bush A, Shore DF, et al.: Cardiopulmonary interactions after Fontan operations. Circulation. 1997; 96（11）：3934-3942.
3) al-Saady NM, Fernando SS, Petros AJ, et al. : External high frequency oscillation in normal subjects and in patients with acute respiratory failure.Anaesthesia. 1995; 50（12）：1031-1035.
4) Takeda S, Nakanishi K, Takano T, et al.: The combination of external high-frequency oscillation and pressure support ventilation in acute respiratory failure.Acta Anaesthesiol Scand. 1997；41（6）：670-674.
5) 山香修、坂本照夫、菊間幹太、他．：体外式人工呼吸 biphasic cuirass ventilation の併用が有用であった重症呼吸不全の1症例．日臨救医誌　2008；11（5）：449-453.
6) 小谷透、佐藤敏朗、斉藤まり子、他．：体外式陽陰圧式人工呼吸BCVにより急性肺損傷が改善した1症例．臨床呼吸生理　2005；37（2）：77-79.
7) 高山絹至、小林宏伸、金子幸栄、他．：陰圧式体外呼吸器を使用した先天性心疾患術後の2例．日本小児科学会雑誌 2005；109（3）：412.
8) 佐藤庸子、栗生和幸、鹿間裕介、他．：症例 胸郭形成術後慢性呼吸不全の急性増悪例に体外式人工呼吸器が有用であった1例．呼吸と循環　2008；56（9）：957-960.
9) 須藤英一、奥澤健、奥仲哲弥、他．：陽・陰圧体外式人工呼吸器（RTX）使用により気管切開部位からの人工呼吸器の離脱が可能となったと考えられる多系統萎縮症の1症例. Geriatric Medicine　2006；44（3）：419-423.
10) 岡田邦之、植田穣．体外式陽陰圧式人工呼吸　小児への応用．人工呼吸　2010；27（1）：23-29.
11) 岡田邦之、植田穣．RTXの活用法を教えて下さい．ドクターと保護者に訊いた小児喘息のここが知りたいQ&A. 勝沼俊雄 編、東京、中外医学社．2011, p115-121.
12) 佐藤庸子．NPPVとBCVに違いはあるのか？. 呼吸療法における不思議50. 安本和正，小谷透 編，東京，アトムス．2011, p92-98.
13) 岡田邦之、植田穣．胸郭外陰圧式換気法は小児急性呼吸不全に使えるか？. 12) と同, p111-116.
14) 吉田省造．胸郭外陰圧式換気法は離脱困難症例に使えるか？. 12) と同, p117-121.

## 9 発展形の換気モード PRVC

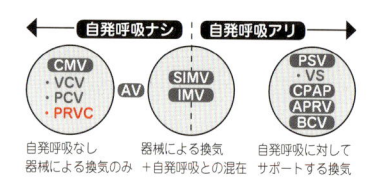

### PRVC (pressure regulated volume control / 圧 調節 量 規定) とは

**VCVとPCVの両方のよさをもった換気モードです。**

　VCVは、換気量が一定している点が最大の特徴であり長所でもあります。一方、PCVは気道内圧の異常上昇は起こりにくいのですが、換気量は一定しません。そこで換気量を確保（volume control）したうえで、気道内圧も低く押さえられる（pressure regulated）方式として、PRVCが考案されました。

　PCVで気道内圧が低くできる理由の1つは、その吸気フローの形（漸減波）にあります。そこでPCVの流量の形で換気量が一定にできるように、人工呼吸器内部で計算・制御が行われます。モニタ画面でみるとPCV波形ですが、換気量が変化すると、それを補償すべく流量、圧規定の圧が変化していきます（機種では、サーボ300、iにあります）。

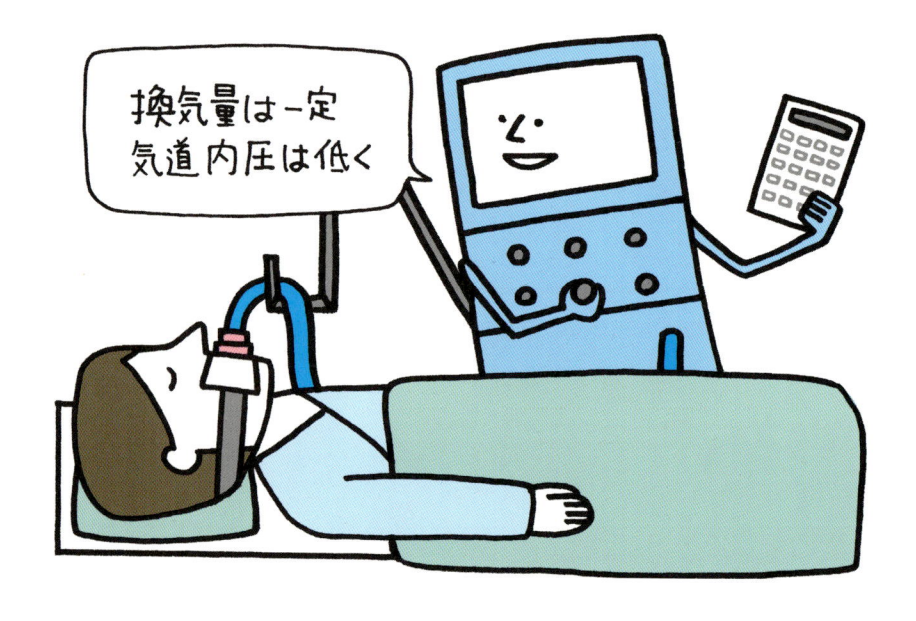

「換気量は一定 気道内圧は低く」

## PRVC：動作の概念

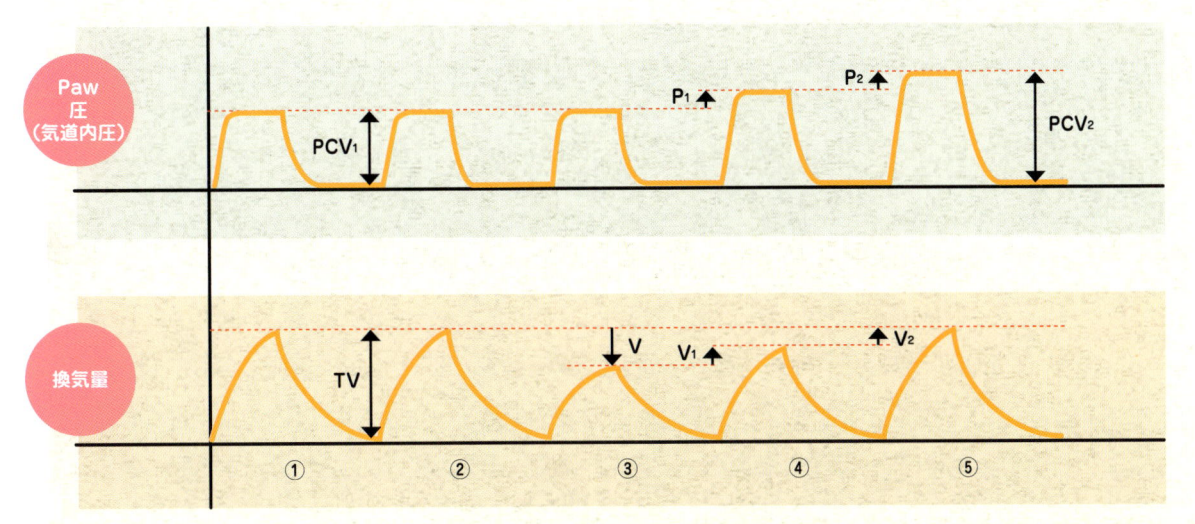

①、②はPCVで設定した気道内圧PCV₁で目標値とするTVの換気量が得られている。③はVだけ換気量が減少した（ただし、気道内圧は①、②と同様）。換気量減少を検知して、④ではP₁だけPCVの圧が上昇。V₁だけ換気量が増加するが、まだ不足するので、⑤でさらにP₂だけ圧が上昇、PCV₂となり、換気量は元に戻った。実際はもっと細かいコントロールが行われる。換気量が増加したときは、逆の動作になる。

## VS：動作の概念

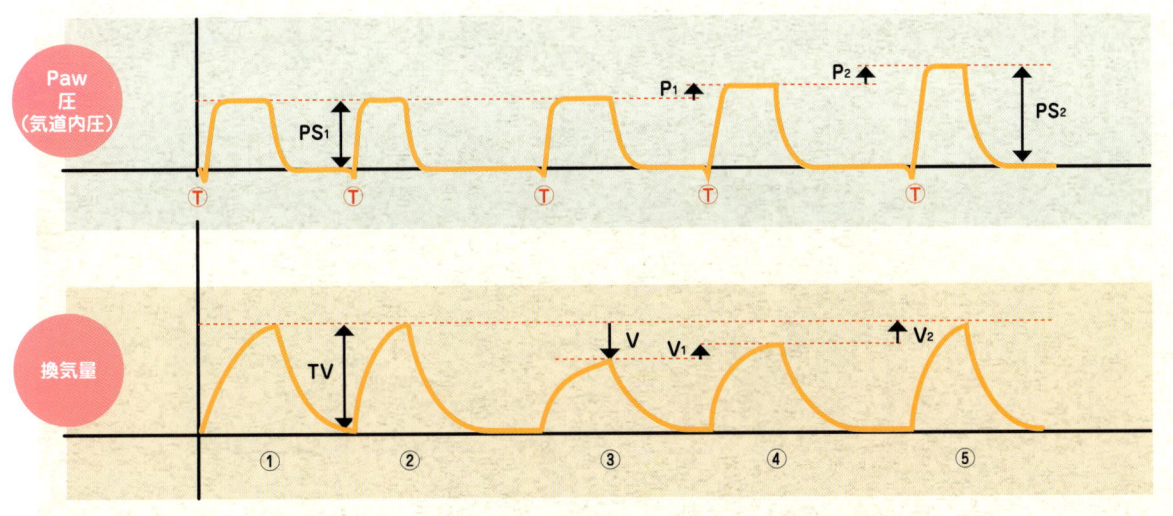

①、②はPSVと同等の動作で、PS₁の圧で目標値とするTVが得られている。③で換気量がVだけ減少した（気道内圧はPS₁のまま）。換気量減少を検知し、④でPSの値がP₁だけ上昇し、換気量もV₁だけ増加。まだ、TVまで到達しないので、⑤でさらにP₂だけ上昇。その結果、PS₂の値で換気量はTVを確保できるようになる。実際は、もっと細かいコントロールが行われ、また換気量が増加したときは逆の動作になる。Ⓣは自発呼吸でトリガーしていることを示す。

## 10 発展形の換気モード VS

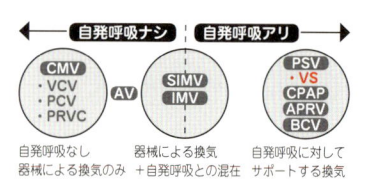

|自発呼吸ナシ|自発呼吸アリ|
CMV・VCV・PCV・PRVC / AV / SIMV・IMV / PSV・VS・CPAP・APRV・BCV

自発呼吸なし 器械による換気のみ ／ 器械による換気＋自発呼吸との混在 ／ 自発呼吸に対してサポートする換気

### VS（volume support 量 支持）とは

**PSV の発展形で換気量を保証した PSV といえます。**

　基本的には PSV と同じです。PSV は患者さんの自発呼吸を助け、人工呼吸器との同調性に優れています。ただし換気量が一定しません。そこで、換気量をモニタしながら必要な換気量が得られるように、プレッシャーサポート（PS）の値を機械内部で計算・制御していく方式が VS です。実際のモニタ画面をみると、波形は PSV と同様です。しかし、換気量（分時）が変化したとき、それに応じて 1 回換気量を変えるために PS の値を自動調節します。したがって、普通の PSV と違って、状況次第で PS の値、すなわち気道内圧は変化していきます（機種では、サーボ 300、i にあります）。

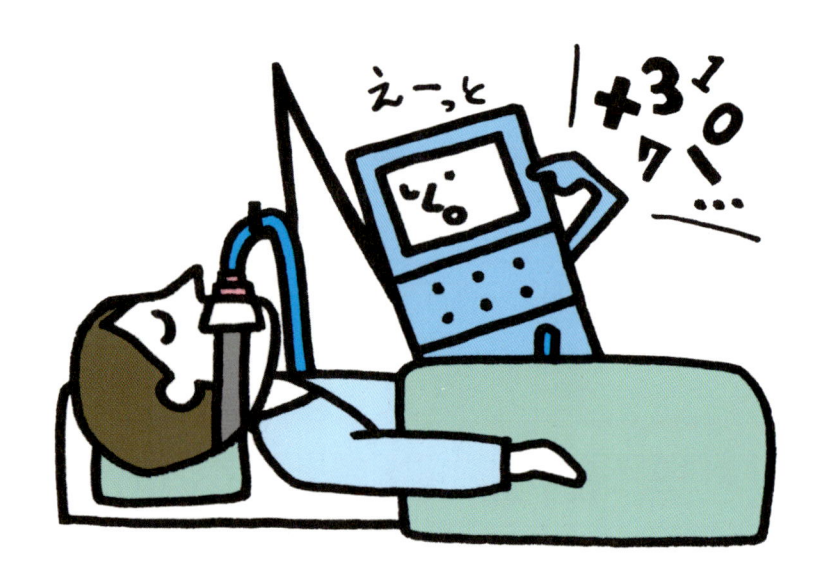

# 3 NPPV

近年、多く用いられているNPPV。いろいろな機種が発売されています。ここでしっかりと特徴やポイントを押さえておきましょう。

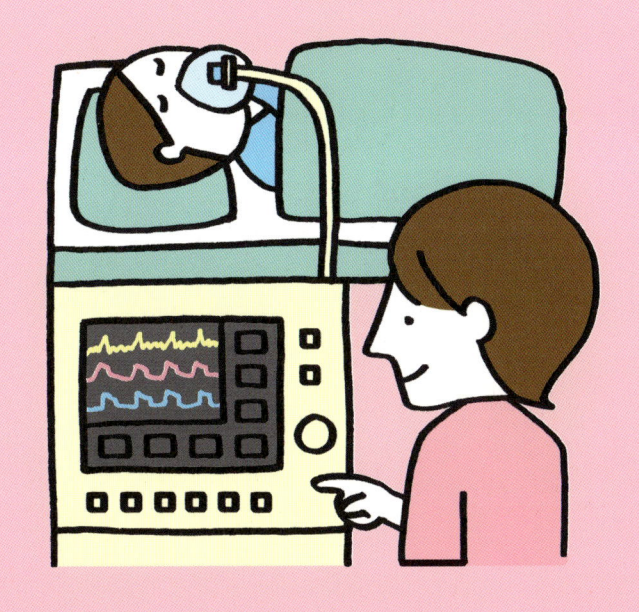

# 1 NPPV

NPPV ( noninvasive positive pressure ventilation ) とは
   ノンインベイシブ  ポジティブ   プレッシャー   ベンチレーション
   非侵襲的      陽圧       換気（療法）

**気管挿管や気管切開を必要としない、マスクで行う人工呼吸管理です。**

近年、気管挿管の頻度の減少、ICU治療期間の短縮などの効果が明らかとなっており、急性期領域でも広く使用されています。

メリット、デメリットは次の通りです。

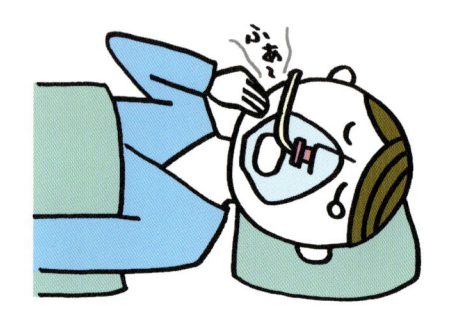

### メリット

・マスク装着のみですぐに治療を開始できる
・気管挿管に伴う副作用（喉咽頭や気管の損傷、食道への誤挿入、挿管時のストレスなど）を避けられる
・人工呼吸器関連肺炎（VAP）の発生が少ない
・会話、食事が可能である
・鎮静薬の量を減らすことができる

### デメリット

・患者さんの協力が必要である
・医療従事者の理解と習熟が必要である
・気道と食道の分離ができないため、誤嚥や呑気のリスクがある
・気管吸引が困難である
・高い気道内圧が得られない
・マスク圧迫による皮膚のトラブルが起こりやすい

## どんな患者さんに向いてるの？

NPPVは必要に応じて使用できる利便性から、慢性期・急性期においても幅広く使用されています（表7）。禁忌症例（表8）でなければ、積極的にNPPVを導入することが推奨されています。

表7 NPPVの適応

|  | 急性期 | 慢性期 |
|---|---|---|
| 非常に有効<br>（推奨度の高いエビデンス） | ・慢性閉塞性肺疾患（COPD）急性増悪<br>・心原性肺水腫<br>・免疫低下状態 | ・肥満低換気症候群 |
| 有効<br>（中等度のエビデンス） | ・術後の呼吸不全<br>・人工呼吸からのウィーニング<br>・喘息 | ・神経筋疾患 |
| 有効である可能性<br>（推奨度の低いエビデンス） | ・急性肺傷害（ALI）／急性呼吸窮迫症候群（ARDS）<br>・外傷<br>・肥満低換気症候群 | ・COPD<br>・拘束性換気障害 |

日本呼吸器学会NPPVガイドライン作成委員会. NPPVガイドライン. 東京, 南江堂. 2006. を参考に作成、一部改変

表8 NPPVの禁忌

| |
|---|
| ❶心肺停止 |
| ❷不安定な循環動態 |
| ❸気道が確保できない（上気道の閉塞） |
| ❹マスクをつけることができない（顔面の外傷など） |
| ❺排痰ができない、気道分泌物が多い |
| ❻患者さんの協力が得られない |
| ❼誤嚥の可能性が高い、嘔吐 |
| ❽上部消化管出血、腸管の閉塞 |

日本呼吸器学会NPPVガイドライン作成委員会. NPPVガイドライン. 東京, 南江堂. 2006. を参考に作成、一部改変

## 換気モードはどんなものがあるの？

### S／T（spontaneous／timed）モード

　自発呼吸の補助であるSモード（自発呼吸に同調して作動）を主体とし、バックアップとして、Tモード（設定された呼吸回数と吸気時間に従って作動）を組み合わせたモードです。

　自発呼吸がある場合はSモード、自発呼吸がない場合は自動的にTモードに切り替わります。この換気モードでは、IPAP（inspiratory positive airway pressure：吸気気道陽圧）とEPAP（expiratory positive airway pressure：呼気気道陽圧）を設定します。PSVと同様の換気モードで、IPAP － EPAPがプレッシャーサポート圧（PS）、EPAPがPEEPにあたります。COPDの急性増悪などで、努力呼吸が強い場合や、呼吸が浅い場合に有効です。在宅用のものでは、Sモード／Tモードを分けて設定できます。

### CPAP（continuous positive airway pressure）モード

**吸気・呼気ともに一定の圧をかけるモードです。**

　酸素化障害が主体で、自発呼吸が安定している場合に使用され、急性肺水腫・睡眠時無呼吸症候群などで有効です。

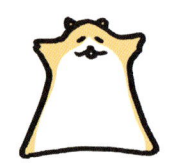

### ASV（adaptive servo ventilation）モード

**吸気、呼気それぞれに圧をかけることにより呼吸の補助を行い、患者さんの呼吸状態によって補助の程度を変化させるモードです。**

　心不全患者さんで睡眠時チェーン・ストークス呼吸がある場合の夜間にのみ使用します。

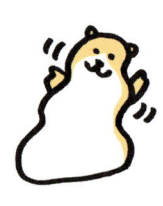

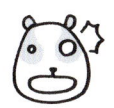

## NPPVの種類

　NPPVの普及に伴い、現在では、さまざまな機種でNPPVが可能になっています。NPPVの機種は、主に急性期用と慢性期（在宅）用に大別されます。

　急性期用の機種では、NPPV専用機のほか、人工呼吸器のオプションとしてNIVモード（non-invasive ventilation）を使用できるものがあります。どちらも吸入気酸素濃度（$FiO_2$）の設定ができ高濃度酸素投与が可能で、圧設定も細かく行えます。専用機の場合には、呼気ポートのあるマスクを使用しますが、人工呼吸器では、呼気側回路と呼気ポートのないマスクを使用します（図13）。複数の機種を使用する施設では、回路・マスクが適切に使用されているか注意する必要があります。

　慢性期用の機種では、在宅で使用するためコンパクトで軽量のものが多く、操作も簡便です。入眠時にスムーズに圧を上昇させるディレイモードや、設定を固定する患者モードがついているものもあります。これらの機種は、自宅で患者さんが使用できるよう、回路や器械の取り扱いについて入院時より指導していく必要があります。

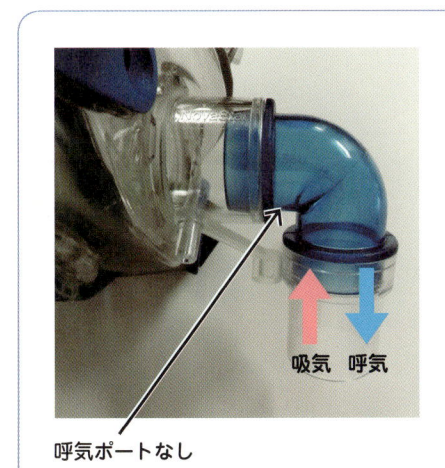

**呼気ポートなし**
呼気は呼気側回路→呼気弁に排出。

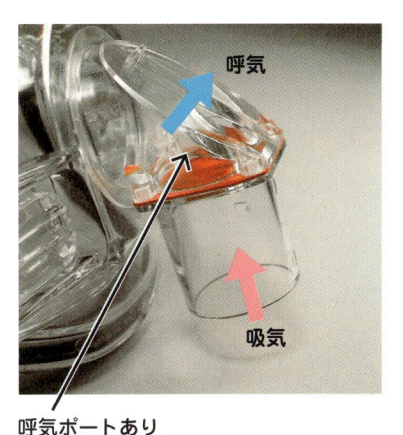

**呼気ポートあり**
呼気はポートから排出。
このポートは絶対に塞いではいけない。

**図13　呼気ポートの有無**

## スムーズな導入のポイントは？

NPPVが成功しやすい因子とポイントを以下に示します。患者さんが治療を受け入れ、協力が得られていることなどが成功のカギになります。

### 成功しやすい因子

- 高二酸化炭素血症が比較的軽度（45 < $PaCO_2$ < 92）
- アシドーシスが比較的軽度（7.10 < pH < 7.35）
- 装着後1〜2時間以内にガス交換の改善、心拍数・呼吸数が減少する
- 低年齢
- 軽症例
- 患者さんの協力が得られる（意識レベルがよい）
- マスクの密着がよくエアリークが少ない
- 気道分泌物が少ない

### 成功のポイント

- 循環動態が安定している
- 喀痰量が多くなく、排出ができる
- 意識レベルの低下がない
- NPPV導入後1時間後・6時間前後に心拍数・呼吸数・酸素化能を再評価する
- 医療従事者が注意深く観察し、こまめに介助する
- 悪心・嘔吐（誤嚥・呑気）に特に注意する

本郷 卓. 心原性肺水腫に対するNPPV. 看護技術 2007；53（13）：32-35. p34 表2を引用、一部改変

スムーズに導入するために、以下のような流れで対応していくことが大切です。

❶患者さんへの説明をしっかり行う

患者さんには「酸素マスクよりも風圧が強く圧迫感があるが、しばらくすれば呼吸が楽になること」、「マスクはつけたり外したりできること」を説明します。

❷適切なマスクを選ぶ（103ページ表9）

❸マスクの固定をしっかり行う

患者さんにマスクの装着と陽圧に慣れてもらうことが重要です。すぐにマスクを固定せず、慣れるまでスタッフの手でマスクをあて、患者さんの不安を軽減するためゆっくり自然に呼吸するよう声かけをします。

マスクは左右対称に装着し、圧迫が均一になるように固定します。呼吸状態が安定するまでは、マスクはきつめに固定します。その後エアリーク量を確認し、30L／分前後になるように固定のゆるみを調整します。エアリークが増えると自発呼吸の感知が悪くなったり、乾燥しやすくなります。エアリーク量が多い場合や、皮膚の圧迫が強い場合はマスクの変更が必要です。

❹装着後の評価

急性期NPPVの効果があった場合には、導入後しばらくして（長くても1時間以内に）、呼吸数・心拍数の減少、ガス交換の改善がみられます。しかし、導入後に状態が改善しない場合やデメリットが大きすぎる場合には、速やかに気管挿管に切り替える必要があります。そのため、医療従事者によるきめ細やかな観察、対処が重要です。NPPVの中止を考慮する因子を以下に示します。

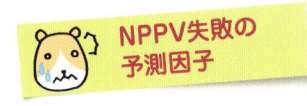

**NPPV失敗の予測因子**

・最初の動脈血のpHが低い
・NPPV施行後1時間の動脈血ガス改善（pHの上昇、$PaCO_2$の低下）、呼吸数の低下がみられない
・APACHE ⅡやSAPS Ⅱで示される重症度が高い（SAPS Ⅱ 35以上）
・X線写真上で浸潤影がみられる
・マスクを長時間装着することができない
・意識状態が悪い、改善しない
・患者さんの年齢が40歳以上

- 治療開始時の呼吸数が38回／分以上
- 外科手術や外傷を原因とする呼吸不全
- 糖尿病を合併する症例

日本医科大学麻酔科学講座プロトコル　NPPVの適応・禁忌・離脱<br>（http://nms-anesthesia.main.jp/protocol_9.html）より引用、一部改変

### NPPVから気管挿管への移行を考慮する場合

- 患者さんの病態が悪化、または症状が軽減しない
- 動脈血ガス分圧が改善しない、または悪化
- 気胸、痰の滞留、鼻梁のびらんなど新たな症状または合併症の発現
- NPPVの受け入れが悪い、または同調不良
- 意識レベルの悪化
- 患者さんおよび介護人が治療中止を望む

日本医科大学麻酔科学講座プロトコル　NPPVの適応・禁忌・離脱<br>（http://nms-anesthesia.main.jp/protocol_9.html）より引用、一部改変

## モニタリングのポイントは？

モニタリング時のポイントは、大きく分けて4つあります。以下のポイントに注意してケアを行うとよいでしょう。

**☐ 呼吸・全身状態は改善していますか？**
NPPV装着開始後は、呼吸循環動態・意識状態の変化を注意深く観察します。呼吸循環動態の変動や意識障害の出現、患者さんのNPPVの拒否などがある場合は、NPPVの限界なので、挿管による呼吸管理の検討が必要となります。

**☐ 患者さんの協力は得られていますか？**
NPPVは患者さんの協力がなくては成功しません。NPPVの拒否や不快感の訴えがなく、患者さんの呼吸がNPPVに同調できているかを観察します。

**☐ 機械は正常に作動していますか？**
換気設定、アラーム設定、回路・マスクの異常の有無の確認は定期的に行い、エアリーク量や換気量などが一定であるかどうか、症状と合わせて観察します。

**☐ 自力で排痰できていますか？**
NPPVでは、上気道を介して高い圧のガスを送るため、喀痰の排出がしにくくなります。喀痰が多い場合、窒息や無気肺、肺炎の原因になるため、痰の性状・量・咳嗽力などのアセスメントを行います。痰の自己喀出、吸引が困難な場合には、使用できません。

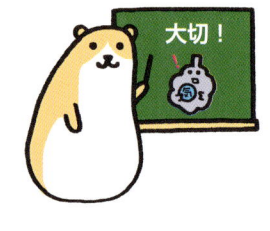

**表9** マスクの特徴と装着のポイント

| | マスクの種類 | 特徴 | 装着のポイント | 皮膚トラブル好発部位 |
|---|---|---|---|---|
| 慢性期 | ネーザルマスク | ・鼻のみを覆うタイプで、サイズが豊富。鼻の大きさを基準にサイズを決定する<br>・装着したまま飲水、会話が可能<br>・マスクの面積が小さく、視界の制限が少ない<br>・開口や口呼吸によるエアリークが起きやすい | ・慢性期の使用に適している<br>・装着時は、開口により圧が逃げてしまい効果が得られにくいことを説明する<br>・必要に応じてチンストラップなどを併用する | 鼻根部・額 |
| 慢性／急性期 | フルフェイスマスク | ・鼻と口を覆うタイプで、サイズが豊富。口と鼻を覆う大きさを基準にサイズを決定する<br>・頬が痩せている場合は脇からのエアリークが増える<br>・マスクがすぐに外しにくく、嘔吐時の誤嚥リスクがある | ・慢性期：ネーザルマスクでは口呼吸になってしまう場合<br>・急性期：顔が小さくトータルフェイスマスクが合わない場合 | 鼻根部・額・頬 |
| 急性期 | トータルフェイスマスク | ・顔全体を覆うタイプでサイズが少ない<br>・顔全体を覆い、マスク脇からのエアリークが少ない<br>・装着しやすく、高い圧をかけることができる<br>・装着面が広く、皮膚トラブルや圧迫感が少ない | ・急性期の導入に適している<br>・顔の小さい患者さんではエアリークの増加や頸部の皮膚トラブルが起こりやすい | 鼻頂部・鎖骨部中央 |
| 急性期 | ヘルメットマスク | ・ドーム状になっており、サイズは豊富。首周りの大きさを基準にサイズを決定する<br>・死腔が大きく、トータルフェイスマスクよりも高い圧での管理が必要<br>・マスクを外さなくてもアクセスポートからの吸引、口腔ケアが可能<br>・エアリークが少なく、高濃度酸素が必要で外せない患者さんでも使用しやすい<br>・ネックリングがフラップの膨張を抑制し、死腔が小さくなることでトリガー感度が向上し人工呼吸器との同調性を高める（Caster R Next）<br>・腋の下のストラップを使用しないので、腋窩の皮膚損傷などの合併症が生じない（Caster R Next） | ・急性期の導入に適している<br>・死腔が大きく、S／Tモードではトリガー不良になる危険性があるため不適<br>・ネッククッション、ネックリング、フラップを適切な位置に取りつける必要がある（Caster R Next） | 後頭部・首・腋窩<br><br>※腋窩はCaster Rのみ |

岩澤智子．適切なマスクの選択とマスクフィッティング．看護技術　2007：53（13）：19-22．をもとに作成、一部改変

写真提供：製品名（上から）コンフォートジェルブルー ネーザルマスク、コンフォートフル2 マスク、フルライフ フルフェイス、トータル フェース マスク（以上、フィリップス・レスピロニクス合同会社）スターメッド ヘルメット型マスク Caster R、スターメッド ヘルメット型マスク Caster R Next（以上、（株）東機貿）　本ページの画像・テキストなどは無断転載、使用を禁じます。

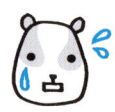

## 副作用にはどんなものがあるの？

NPPV にはさまざまな副作用があります。主なものは以下の通りです。しかし、その多くはナースの適切なケアで軽減できます。

|  | 原因 | 対策 |
|---|---|---|
| 皮膚トラブル | ・マスクの固定がきつすぎる<br>・マスクサイズの選択不良 | ・適切なマスクを選択する<br>・顔に対して平衡で均等に圧がかかるようにする<br>・定期的にマスクを外すなどして除圧する<br>・必要に応じて創傷被覆材などを使用する<br>・マスクの皮脂の拭き取りや洗浄を行い清潔に保つ |
| 乾燥：<br>目・鼻・口 | ・エアリークが多く、ガス流量が増える<br>・マスクサイズの不適や固定不良 | ・エアリークを調整する<br>・加温加湿器設定を上げる（高めの加湿設定）<br>・飲水・含嗽介助を行う<br>・保湿剤を使用する |
| 腹部膨満・呑気 | ・胃内へのガス貯留<br>・換気設定が高すぎる | ・設定の変更を行う<br>・排便コントロールを行う<br>・経鼻胃管を挿入する |
| 不穏 | ・マスクの圧迫感<br>・不快感の持続 | ・適切な睡眠休息リズムの調整を行う<br>・マスク調整などにより圧迫感をとる<br>・十分に説明し、可能な範囲で休憩を取りながら装着させる<br>・必要に応じて呼吸抑制・排痰困難を起こさない程度の鎮静薬を併用する |

■参考文献

1) 渡邊仁美 著．ウィーニングと NIPPV．人工呼吸ケアのすべてがわかる本．東京，照林社．2001．p89-92．
2) 日本呼吸器学会 NPPV ガイドライン作成委員会．NPPV ガイドライン．東京，南江堂．2006．
3) 石川悠加 編．NPPV の基礎知識．NPPV のすべて．東京，医学書院．2008．p20-3．（JNN スペシャル 83）．
4) 岩澤智子．適切なマスクの選択とマスクフィッティング．看護技術　2007；53（13）：19-22．
5) 本郷 卓．心原性肺水腫に対する NPPV．看護技術　2007；53（13）：32-35．
6) 日本医科大学麻酔科学講座プロトコル　NPPV の適応・禁忌・離脱
　（http://nms-anesthesia.main.jp/protocol_9.html）
7) 池田恵美子．急性期 NPPV におけるトラブルとその予防・対処法．看護技術　2007；53（13）：23-26．
8) 急性期 NPPV 研究会．急性期 NPPV 実践マニュアル．丸川征四郎 監修，竹田晋浩 編．東京，メディカルレビュー社．2006．

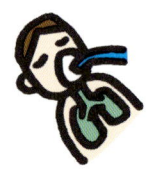

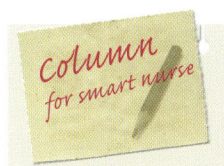

*Column for smart nurse*

# 人工呼吸器回路の組み立てかた

### ▶ 呼吸回路を組む

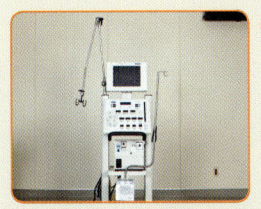

① 呼吸回路のない状態の人工呼吸器。これに部品を取りつけていく。

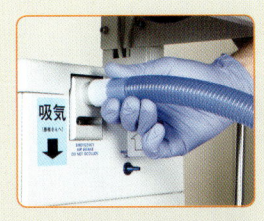

② 吸気出口に蛇管を取りつける。加温加湿器までの接続なので最も短い蛇管を用いる。

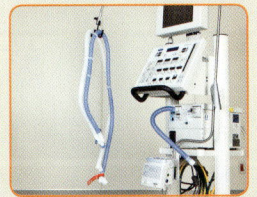

③ 支持アームのハンガーにかけておく。

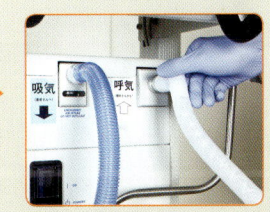

④ 呼気側の蛇管を呼気回路接続口にしっかり接続する。

### ▶ 気道内圧測定ラインを取りつける

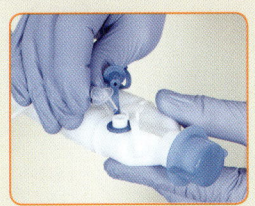

① Yピースの呼気側に気道内圧測定ライン（チューブ）を接続する。
**（注意！）** 吸気側に接続する回路もある。

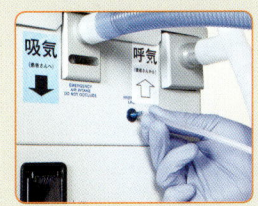

② 気道内圧測定ライン（本器では透明）を本体「proximal line」に接続する。

### ▶ 加温加湿器を接続する

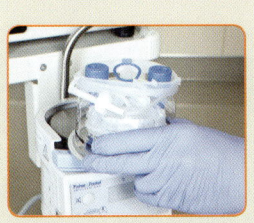

① 加温加湿器チャンバーを加温加湿器本体に取りつける。

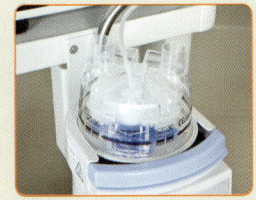

② チャンバーガス出入口保護キャップ（青色）と、注水ライン収納部（白色）を外す。

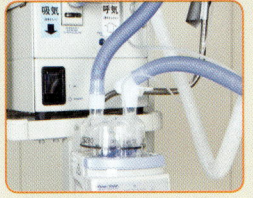

③ 呼吸回路用ポートに吸気側の蛇管（本器では青色）を接続する。
**（注意！）** 誤って呼気側の回路（本器では白色）を接続しないこと。

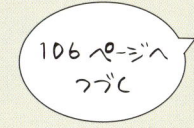

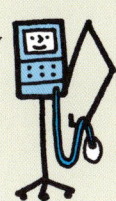

106ページへつづく

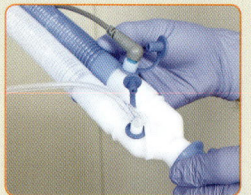

❹ 加温加湿器の温度センサケーブル、ヒーターワイヤケーブルを接続する。温度センサは必ず吸気回路側の差し込みポートに入れること。

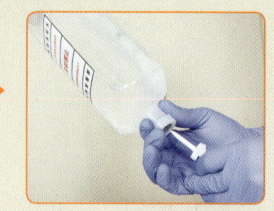

❺ 点滴の要領で給水の準備をする。蒸留水ボトルに給水チューブを差し込んだら、エア取り込みキャップを外し、水が落ちていくことを確認する。

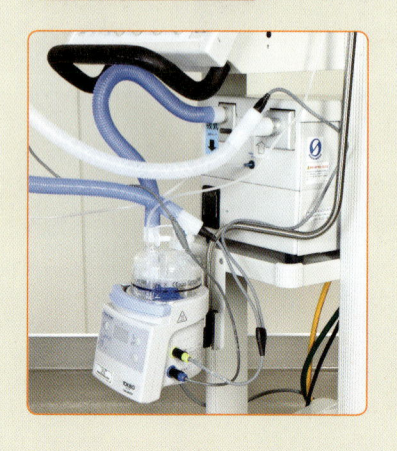

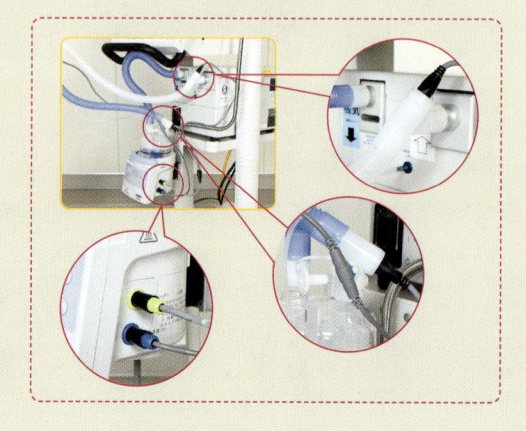

### 駆動源につなぐ ▶

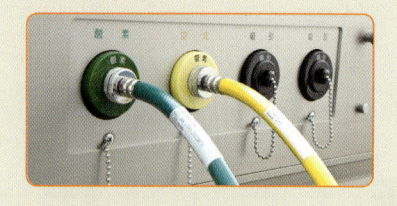

酸素（緑）と圧縮空気（黄色）を中央配管のそれぞれのアウトレットに接続する。接続部のピンを合わせてカチッと鳴るまでしっかり押し込む。また、本体および加温加湿器の電源ケーブルを電源コンセントにしっかり差し込む。

### テスト ▶

#### ★リークテスト

回路に漏れがないかを調べるリークテストは機種によって違う。この機種ではYピースを塞いでPEEPなどの圧をかけ、作動中に圧が下がらないことを確認する。

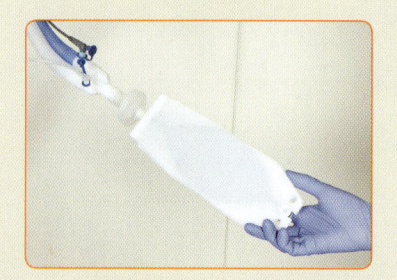

#### ★動作テスト

Yピースにテスト肺を取りつけ、設定した換気条件通りに作動するかを確認する（機種によって異なる）。テスト肺を「軽く握ってすばやく離す」ことで、陰圧すなわち自発呼吸を感知できるかどうかのテストも行える。陰圧をつくった際にトリガーが作動すればOK。

※写真はニューポート ベンチレータ モデル e500 ウェーブの1例です。機種によって接続口の位置が異なったり、また、回路によって部品、長さ、色分けなどが異なる場合があります。

写真　上飯坂 真

# 4 事例で学ぶ換気モードの変化

　どの状態の患者さんにどの換気モードを適用するのか。

　複雑な換気モードですが、具体的な事例でみていくととてもよくわかります。ここでは、ある患者さんの人工呼吸開始から離脱まで、状態別にどのような換気モードが用いられるのかをみていきましょう。

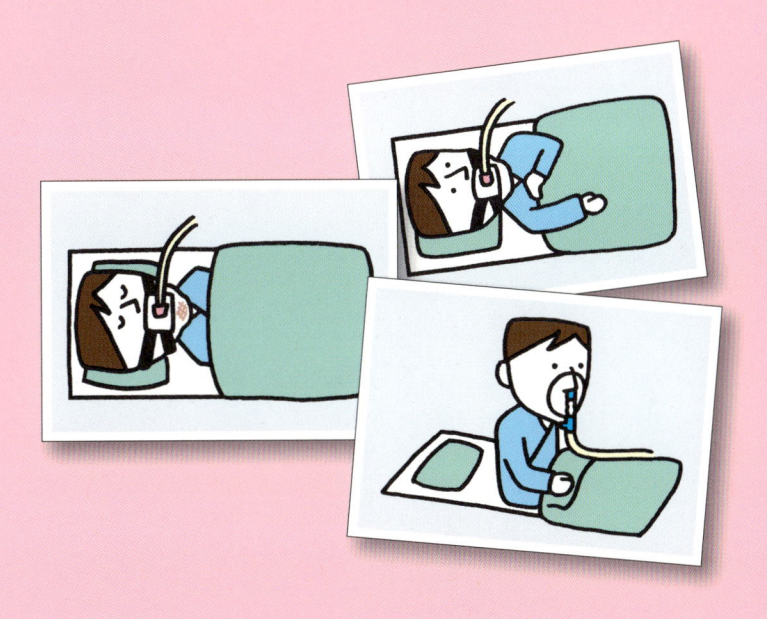

## 1 換気モードの変化
# 術後からウィーニングまで

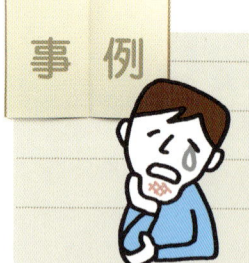

**事例**

患者さんは生来健康な、50歳男性、身長150cm、体重50kg。

下顎歯肉がん

下顎歯肉がんの診断で下顎骨部分切除、遊離骨筋皮弁による再建術後、気管挿管されたまま集中治療室に入室しました。

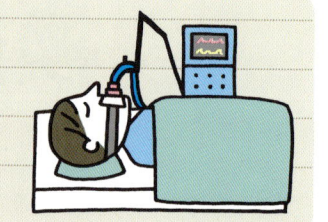

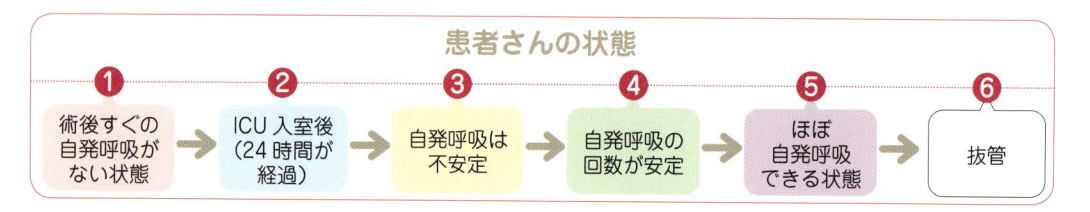

### 患者さんの状態

❶ 術後すぐの自発呼吸がない状態 → ❷ ICU入室後（24時間が経過）→ ❸ 自発呼吸は不安定 → ❹ 自発呼吸の回数が安定 → ❺ ほぼ自発呼吸できる状態 → ❻ 抜管

---

### ❶ 術後すぐの自発呼吸がない状態

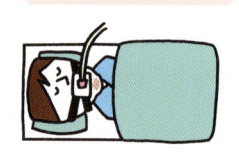

手術室からICUへ運ばれた患者さんは、手術中に投与された薬物の影響でまったく息をしていません。手術部位の絶対安静が必要で、これから24時間は筋弛緩薬（＋鎮静薬）を使用して鎮静します。

### 換気モード

#### 調節換気（CMV）

まったく自発呼吸のない患者さんはCMVで換気します。CMVでは、一定時間ごとに設定した換気を繰り返します。1回の換気の目標を、量にするか圧にするかで、量規定換気（VCV）と圧規定換気（PCV）に分けられます。この患者さんでは普段から使い慣れているVCV（吸気流量と吸気時間が決まっている換気）を選びました。

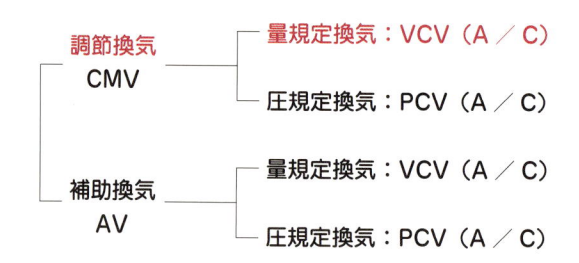

```
調節換気     ┬─ 量規定換気：VCV（A／C）
CMV         └─ 圧規定換気：PCV（A／C）

補助換気     ┬─ 量規定換気：VCV（A／C）
AV          └─ 圧規定換気：PCV（A／C）
```

### 波形・呼吸器の設定

呼吸器の設定は、A／C（62ページ参照）の量規定、もしくはVCV（48ページ参照）を選択します。

このときの呼吸器設定を表10に、グラフィックモニタ波形を図14に示します。患者さんは、呼吸器の設定通り、一定の換気をしています。

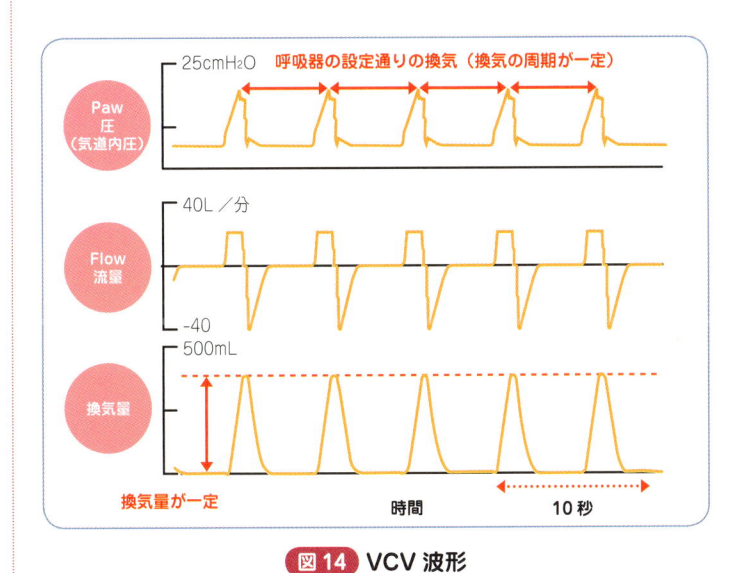

**表10 A／Cの設定**

| 換気モード | A／C 量規定 |
|---|---|
| 換気量 | 400mL |
| 換気回数 | 10回／分 |
| 吸気時間 | 1.2秒 |
| ポーズ時間 | 0.3秒 |
| $FIO_2$ | 100% |
| PEEP | 5 $cmH_2O$ |
| トリガー感度 | －2 $cmH_2O$ |

ICUでは人工呼吸を開始するときには、吸入気酸素濃度（$FIO_2$）は原則100％にしています。換気量は肺傷害のない患者さんであれば8〜10mL／体重kgで設定します。

**図14 VCV波形**

## ② ICU入室後（24時間が経過）

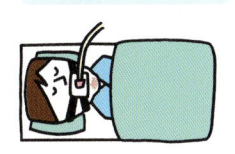

手術部位の絶対安静は必要なくなったので、筋弛緩薬を中止しました。しばらくすると身体の一部を動かすようになり、換気回数が約20回／分に増えています（110ページ図15）。

### 換気モード

#### 補助換気（AV）

患者さんの自発呼吸に合わせて強制換気を行うモード（AV、補助換気）を選択します。

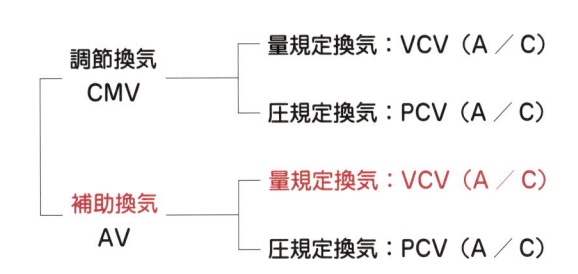

```
調節換気 ─┬─ 量規定換気：VCV（A／C）
CMV      └─ 圧規定換気：PCV（A／C）

補助換気 ─┬─ 量規定換気：VCV（A／C）
AV       └─ 圧規定換気：PCV（A／C）
```

### 波形・呼吸器の設定

呼吸器の設定はCMVと同じく、A／Cの量規定もしくはVCVを選択します。

CMVとの違いは、患者さんの自発吸気努力に合わせて換気をしているので、換気回数が増え、周期が一定ではなくなったことです。図15の圧波形の○部分に注目すると、吸気の直前に圧が少し下がっています。これは、患者さんが自分で息を吸ったので呼吸器回路の中の圧が下がり、それに合わせて換気を開始したことを表しています。

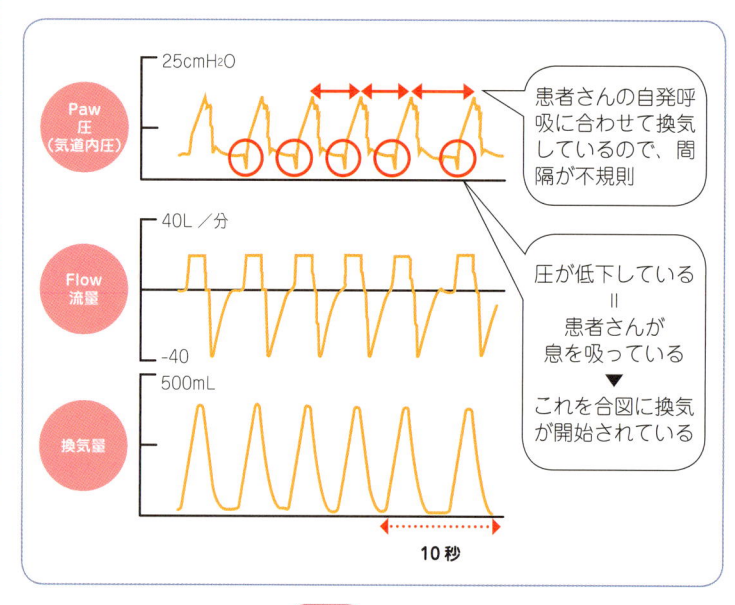

**図15 AV 波形**

### ポイント

A／Cモードは、A（assist ventilation、補助換気）もC（controlled mechanical ventilation、調節換気）もできる換気モード。患者さんの自発呼吸がなければCMVで、自発呼吸があればAVで換気を行います。

A／Cモードで換気様式が量規定の場合を量規定換気（VCV）、圧規定の場合を圧規定換気（PCV）と呼ぶこともあります。

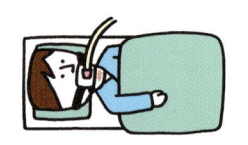

❸ **自発呼吸は不安定**

自発呼吸は不安定なものの、全身状態がよい状態を保っています。

### 換気モード

#### 同期式間欠的強制換気（SIMV）

SIMVは、ウィーニング（人工呼吸器からの離脱）時に広く使用されている換気モードです。SIMVは患者さんの自発呼吸に合わせて強制換気を行うことができ、さらに各強制換気のあいだに患者さんが自発呼吸できるのが特徴です。SIMVでの自発呼吸には通常プレッシャーサポート（PS）を付加します。その場合の換気モードをSIMV+PSと表すこともあります。

SIMVでは強制換気の回数を減らしてウィーニングを進めてい

きます。呼吸回数が安定したら、設定の換気回数を段階的に下げ、強制換気から自発呼吸に少しずつ移行していきます。

### 波形・呼吸器の設定

この患者さんでの設定（表11）とグラフィックモニタ波形（図16）を示します。人工呼吸器の設定はSIMVまたはSIMV＋PSで、量規定を選択します。補助換気（AV）との違いは、設定された換気回数以上の換気は、自発呼吸になるということです。図16の圧波形をみると、2種類の波形が混ざっています。圧波形で四角形をしたのが、PSを付加された自発呼吸です（図中⬅）。

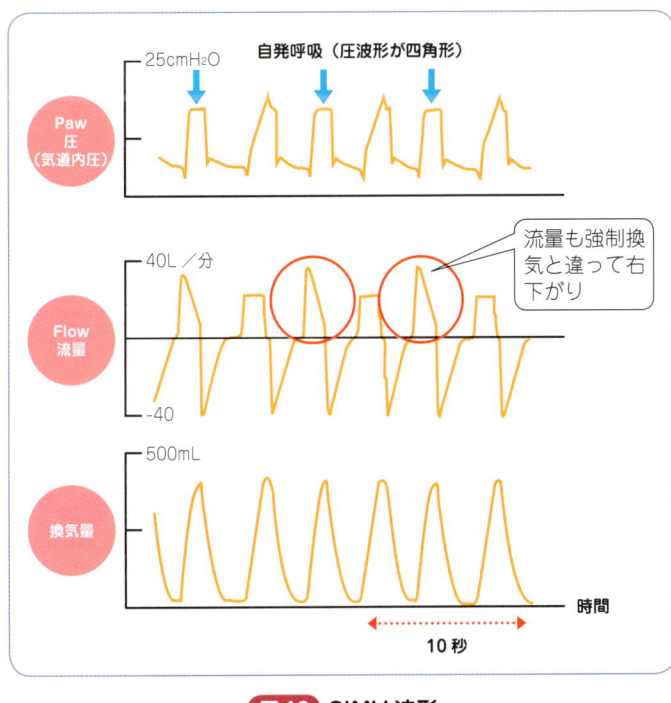

**図16** SIMV波形

（図：Paw 圧（気道内圧）25cmH₂O、自発呼吸（圧波形が四角形）／Flow 流量 40L/分～-40、流量も強制換気と違って右下がり／換気量 500mL／10秒）

**表11 SIMVの設定**

| 換気モード | SIMV 量規定 |
|---|---|
| 換気量 | 400mL |
| 換気回数 | 10回／分 |
| 吸気時間 | 1.2秒 |
| ポーズ時間 | 0.3秒 |
| PS圧 | 10cmH₂O |
| サイクルオフ | 10％ |
| PEEP | 5cmH₂O |
| トリガー感度 | －2cmH₂O |

換気モード設定をSIMVとし、新たに設定する項目はPSとサイクルオフだけです。

#### 用語解説

**サイクルオフ**

PSVにおいて吸気終了を認識させる指標。1～50％など調節できる機種が多い。

次にSIMVでの換気回数の変化をみてみましょう（112ページ図17）。患者さんの呼吸回数は、患者さんの呼吸中枢からの指令で決定されますが、鎮静薬・鎮痛薬の量、体位変換や気管内吸引などの処置、周囲からの刺激などでも変動します。この患者さんではSIMV開始直後は鎮静薬を増やした影響か換気回数が10

回/分の時間帯が多いですが、90分以降は、実際の換気回数が設定換気回数より多くなっているのがわかります。このように呼吸回数が安定してくればさらにウィーニングを進められます。

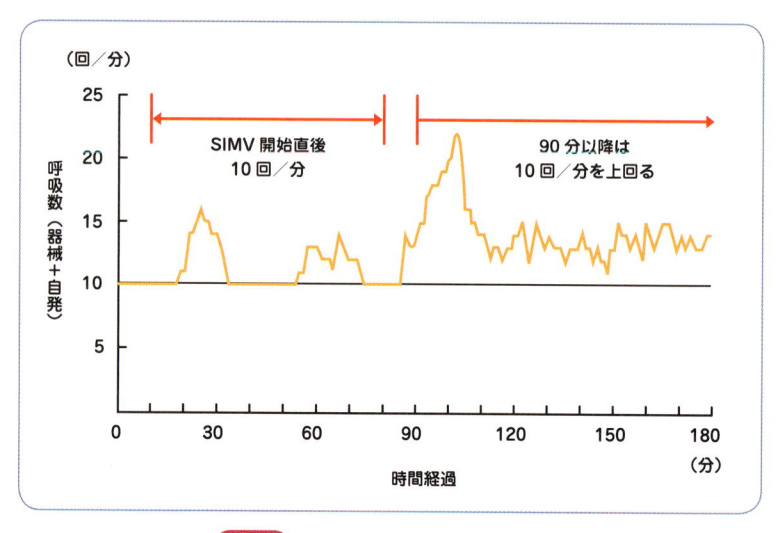

**図17** SIMVでの換気回数の変化

### ④ 自発呼吸の回数が安定

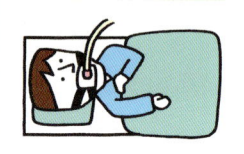

自発呼吸が安定し、人工呼吸器からのウィーニングを始めます。

#### 換気モード

**プレッシャーサポート換気（PSV）**

PSVは患者さんが息を吸っているあいだ、気道に圧をかける換気モードです。患者さんの自発呼吸がない場合には換気は行われません。

#### 波形・呼吸器の設定

図18のグラフィックモニタ波形はすべての波形が、SIMVでみられた自発呼吸の波形になっています。PSVのウィーニングはPSを下げることで行います（表12）。換気回数、1回換気量、患者さんの呼吸の様子をみて、下げる目安を検討します。PSを換気回数が25回/分を超えず、かつ患者さんの呼吸努力が異常に強くならない範囲で減らしていきます。

この患者さんは、呼吸機能や呼吸筋に異常がないので、呼吸数が増えることなく、順調にPS圧を3cmH$_2$Oまで下げることができました。

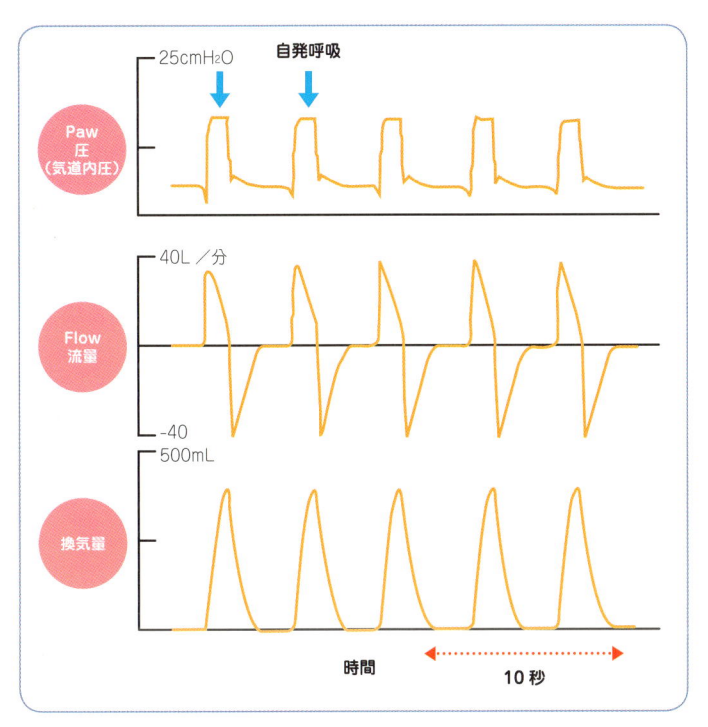

**表12　PSの設定**

| 換気モード | PSV |
|---|---|
| PS圧 | 10cmH$_2$O |
| サイクルオフ | 10% |
| PEEP | 5cmH$_2$O |

換気モード設定をPSVとし、設定する項目はPSとサイクルオフだけです。

**図18　PSV波形**

## ⑤ ほぼ自発呼吸できる状態

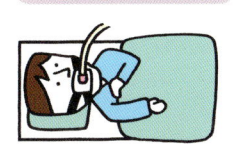

PS圧を3cmH$_2$Oに下げます。その条件で患者さんの換気回数、1回換気量、酸素化ともに安定しています。次にやるべきことは、抜管可能かどうかの評価です。

### 換気モード

**持続的気道陽圧（CPAP）**

　CPAPは気道内圧を一定に保つように、患者さんの呼吸に合わせてガスを送り込む換気モードで、抜管可能かの評価をするときに使用されます。呼吸運動はすべて患者さんの呼吸筋が行います。しかし、実際には気管チューブの抵抗で、自然気道よりも呼吸仕事量が大きくなる、つまり苦しい状態になることもあるので、CPAPを使用しない施設もあります。

### 波形・呼吸器の設定

　人工呼吸器の設定はCPAPを選択します（114ページ図19）。CPAPモードがない場合はPSVでPS圧を0cmH$_2$Oにしても同じことになります。

　CPAPで2時間ほど観察し、呼吸筋疲労の症状（呼吸回数の増加、発汗、血圧上昇、頻脈など）が生じないことを確認し、動脈血ガス分析、肺メカニクスの測定をして、抜管できるかを評価します。

図19 CPAP 波形

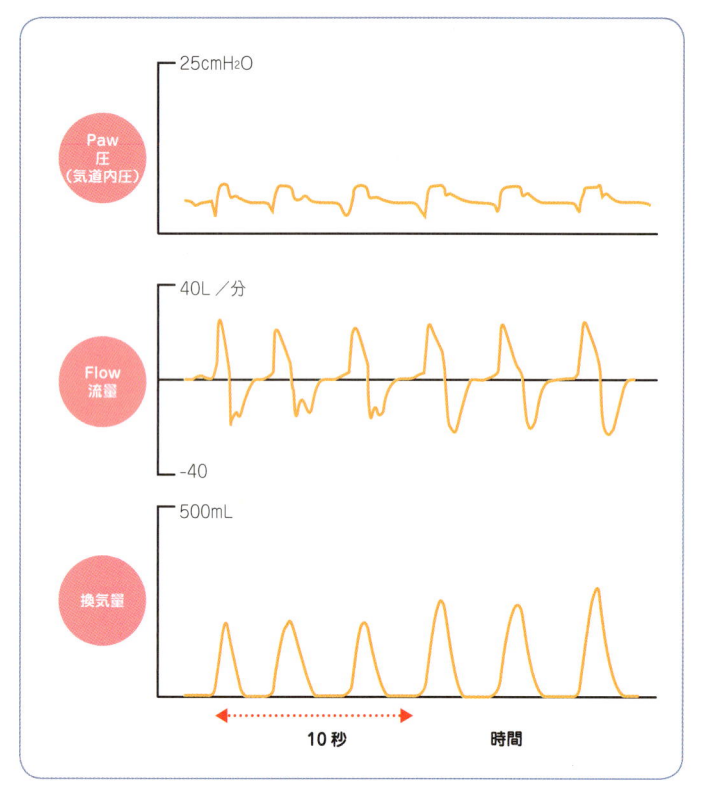

### 用語解説

**肺メカニクス**

自発呼吸での1回換気量、肺活量など力学的な指標。

## ❻ 抜管

この患者さんは、すべての条件を満たしたので抜管します。

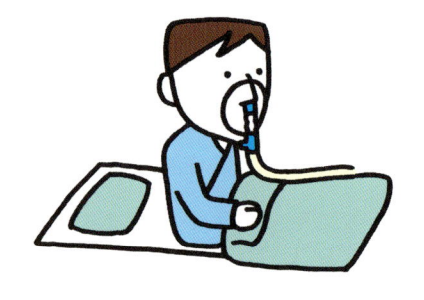

### ❖ 人工呼吸器の目的は？

「呼吸運動を患者さんまたは人工呼吸器のどちらが担っているか」という観点からみると、ウィーニングは、人工呼吸器が呼吸運動を全部行う調節換気から、徐々に患者さんの呼吸筋による呼吸運動を増やしていき、最終的には全部を患者さんの呼吸筋が行う自発呼吸にする過程といえます。CMV → AV → SIMV → PSV → CPAP の順に人工呼吸器が行う呼吸仕事量の割合が減ることになります（図20）。

ウィーニング時には、換気モードはこのように変化しますが、この症例での人工呼吸器の設定はA／C→SIMV→PSV→CPAPの順に変更していきました（図20下）。A／CモードはCMVとAVの両方を行えることを覚えておいてください（62ページ参照）。

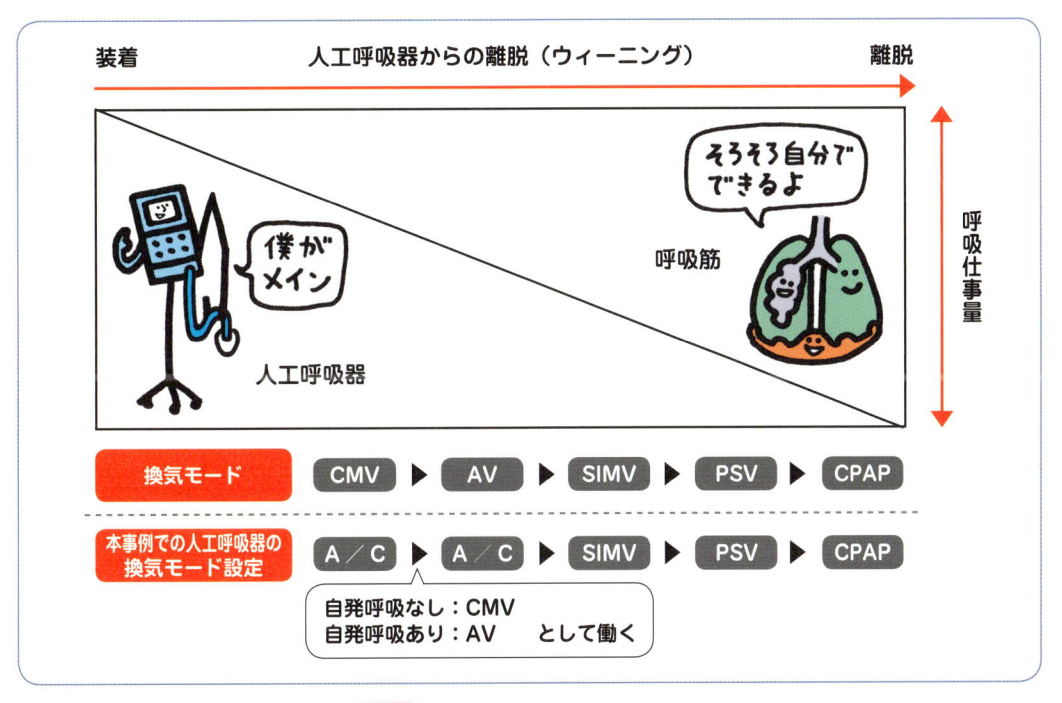

**図20** 換気補助の程度と換気モード

### もう少し、くわしく知りたい人のために……

**SIMVによるウィーニング**

本文では混乱を避けるため触れませんでしたが、SIMVは患者さんの自発呼吸がないときには、CMVとまったく同じように換気します。そのため、始めから人工呼吸器の換気モード設定をSIMVに設定して、患者さんの自発呼吸がないあいだはCMVで換気し、自発呼吸が出てきたらSIMVで換気し、そのままSIMVでウィーニングを進めるという方法も広く行われています。

実際にはA／CやCPAPを使用せずに、SIMVとPSVだけを使っている施設が多いのではないでしょうか。どの換気モードを使って呼吸器のウィーニングをすればよいのかに一般的な正解はありません。

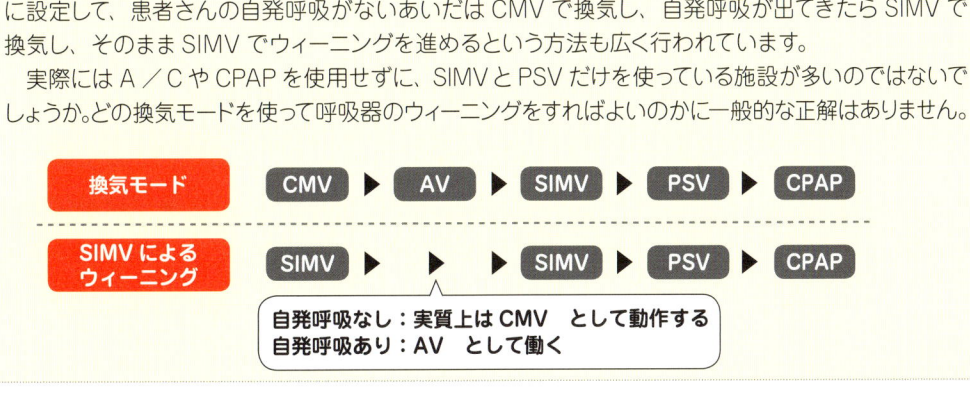

## 2 換気モードの変化
# 急性呼吸不全の人工呼吸導入からウィーニングまで

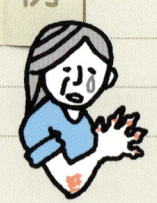

**事例**

患者さんは、**関節リウマチ**の診断でステロイドを長期内服している60歳女性、身長150cm、体重65kg。

入院前日からの発熱（38℃台）と息苦しさを訴え、救急外来を受診しました。初診時、意識レベルの低下（見当識障害）、頻呼吸（40回／分）、低酸素血症（room airでSpO₂ 85%）を認め、急性呼吸不全の診断でICUに入室しました。

### 患者さんの状態

1. 気管挿管後に自発呼吸が消失 → 2. 自発呼吸が出現 → 3. 自発呼吸が強くなるに伴って同調性が悪くなり、換気モードを変更 → 4. 自発呼吸では有効な換気ができない状態 → 5. SIMVでのウィーニング

## ① 気管挿管後に自発呼吸が消失

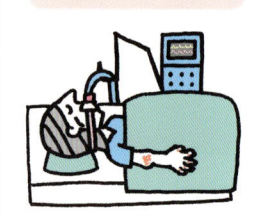

### 換気モード・呼吸器の設定

**SIMV量規定（VC-SIMV）設定でのCMV量規定（VCV）**

酸素10L／分をリザーバー付きマスクで投与しましたが、SpO₂は90％未満が継続したため、陽圧換気が必要と考え、非侵襲的陽圧換気（NPPV）を試しました。しかし、患者さんの協力が得られなかったので、気管挿管下の人工呼吸管理の方針としました。鎮静薬と筋弛緩薬を投与し、気管挿管しました。

この患者さんでは、筋弛緩薬の効果がなくなり次第自発呼吸が再開し、筋弛緩を得る必要もないので、初期設定をSIMV（量規定）［VC-SIMV］としました。

挿管直後は、投与した筋弛緩薬の影響で患者さんの自発呼吸がないため、人工呼吸器の換気モード設定はVC-SIMVですが、実際のこの患者さんでの換気モードはCMV量規定となります（図21）。初期設定は表13に示します。

換気周期が一定、またここでは示していないが換気量も一定でCMV（VC）と同じ波形になる。

**図21** VC-SIMVで自発呼吸がないときの波形（またはVCV波形）

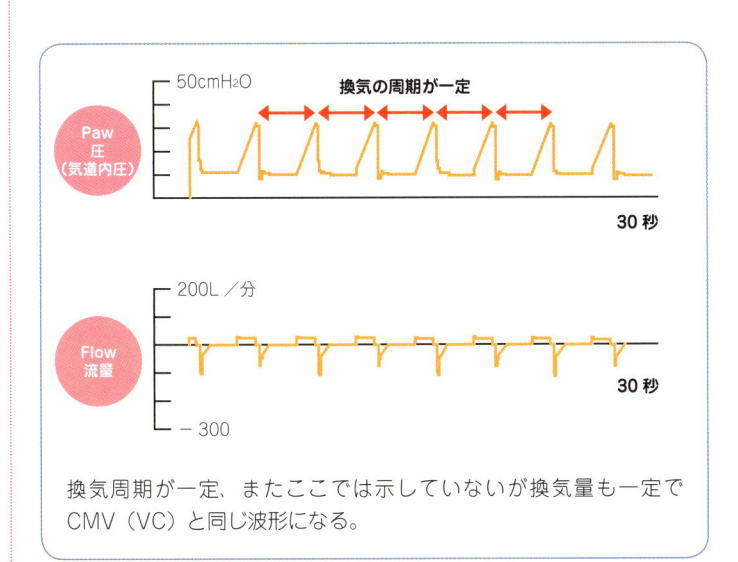

**表13 SIMVモード（量規定）の初期設定**

| 換気モード | SIMV 量規定 |
|---|---|
| 換気量 | 360mL（8mL／kg） |
| 換気回数 | 16回／分 |
| 吸気時間 | 1.2秒 |
| ポーズ時間 | 0.2秒 |
| PEEP | 10cmH₂O |
| トリガー感度 | −2cmH₂O |
| PS圧 | 10cmH₂O |

### 換気量の設定

1回換気量は肺に傷害のある場合では6〜8mL／kgを目標とします。ただし、このときに体重は実際の体重ではなく、以下の式で計算する予測体重を用いて計算します。

この患者さんは身長が150cmなので、女性の予測体重の計算式で計算すると約45kgとなります。そのため、予測値を8mL／kgとすると、
8mL／kg × 45kg = 360mL となり、
1回換気量は360mLになります。

【予測体重の計算式】
男性　50+0.91 ×（身長− 152.4cm）
女性　45.5+0.91 ×（身長− 152.4cm）

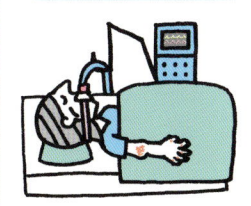

## ❷ 自発呼吸が出現

### 換気モード

#### SIMV量規定（VC-SIMV）設定での量規定補助換気（VC-AV）

筋弛緩薬の効果が切れ、回数は多くないものの自発呼吸が出現してきました。呼吸器の換気モードの設定には変更がありませんが、自発吸気努力があればそれに合わせて強制換気を送り込みます。実際のこの患者さんでの換気モードは量規定補助換気（VC-AV）となり、換気周期が一定ではなくなります（118ページ図22）。

50cmH₂O　換気の周期が一定ではない

Paw
圧
(気道内圧)

30秒

200L／分

Flow
流量

−300

30秒

患者さんの吸気努力があれば、そのタイミングで換気しているので、換気周期が一定ではない。呼吸回数は設定回数の16回よりも少ないので、プレッシャーサポート（PS）で補助された自発呼吸はない。

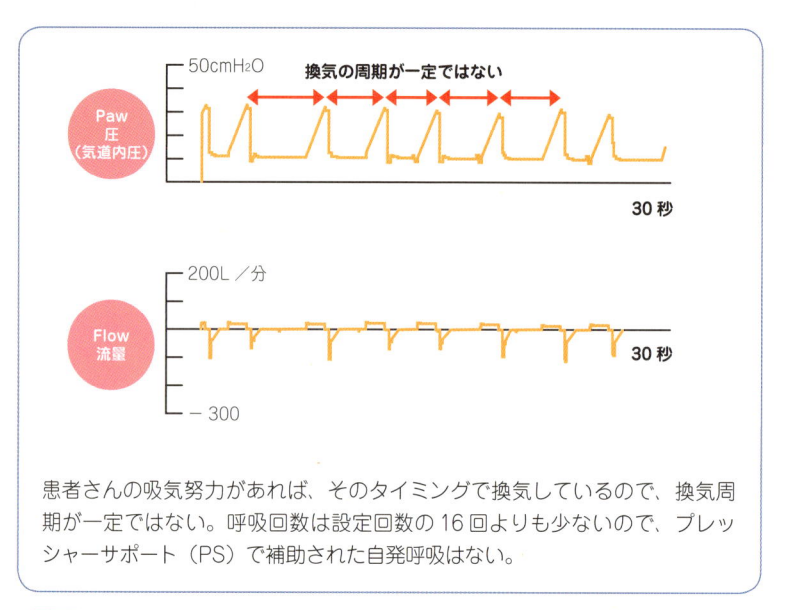

**図22** VC-SIMVで自発呼吸が出始めたときの波形（またはVC-AV波形）

❸ 自発呼吸が強くなるに伴って同調性が悪くなり、換気モードを変更

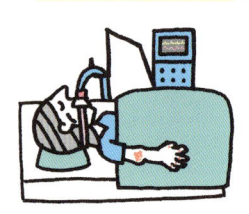

### 換気モード・呼吸器の設定

#### SIMV圧規定（PC-SIMV）

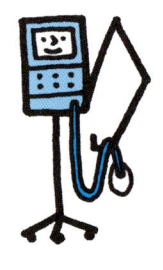

　自発呼吸が強くなるにつれ、患者さんと人工呼吸器の呼吸との同調性が悪くなってきたので（図23）、換気モードをSIMV圧規定（PC-SIMV）へ変更しました（図24）。

　筋弛緩薬の効果が切れ、患者さんの筋力が回復してくるにつれ、図23のように患者さんの吸気努力が強く、吸気時に圧が上がらない様子が観察でき、かつ気道内圧が上昇する（ファイティングする）ことが多くなったので、換気モードをPC-SIMV（SIMV圧規定）に変更しました（表14）。これにより同調性が改善しました。

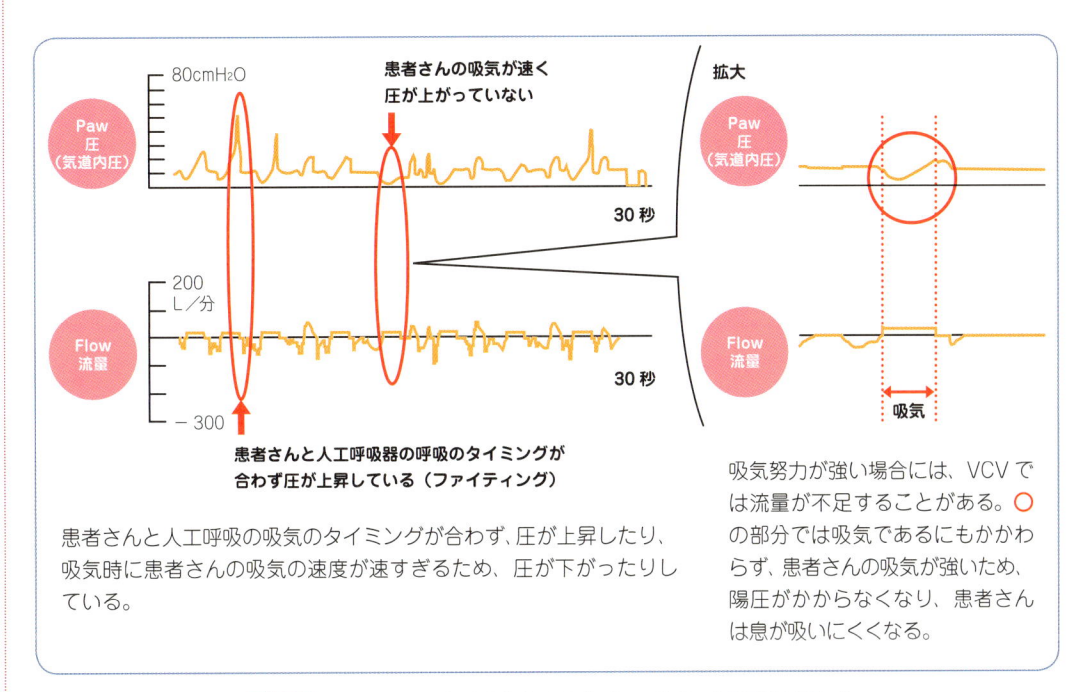

患者さんと人工呼吸の吸気のタイミングが合わず、圧が上昇したり、吸気時に患者さんの吸気の速度が速すぎるため、圧が下がったりしている。

吸気努力が強い場合には、VCVでは流量が不足することがある。○の部分では吸気であるにもかかわらず、患者さんの吸気が強いため、陽圧がかからなくなり、患者さんは息が吸いにくくなる。

**図23** VC-SIMV 波形（患者さんと人工呼吸の同調性が悪い）

PCV に変更したところ、吸気流量が足りなくなることもなくなり、患者さんと人工呼吸の同調性が改善した。

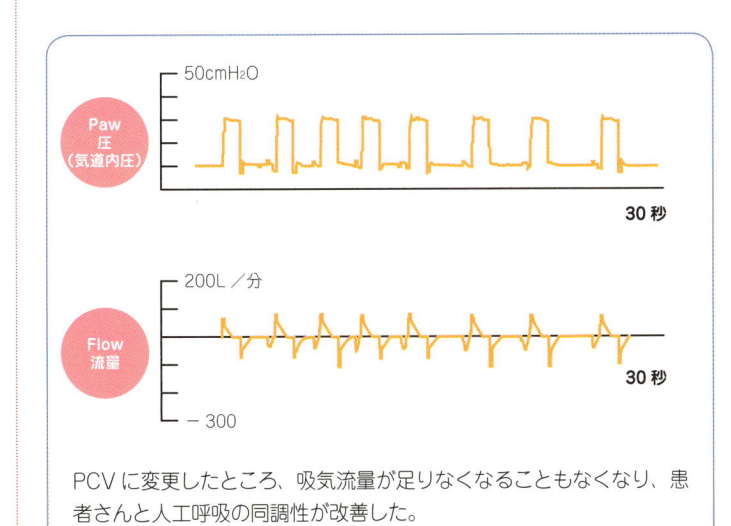

**図24** PC-AV 波形（患者さんと人工呼吸の同調性がよい）

**表14** SIMV モード（圧規定）の初期設定

| 換気モード | SIMV 圧規定 |
|---|---|
| 最高吸気圧 | 30cmH$_2$O |
| 換気回数 | 16回／分 |
| 吸気時間 | 1.2秒 |
| PEEP | 10cmH$_2$O |
| トリガー感度 | －2cmH$_2$O |
| PS 圧 | 10cmH$_2$O |

**ポイント**

患者さんの吸気努力の強い場合など、量規定換気（VCV）から、圧規定換気（PCV）に変更すると、同調性がよくなることがあります。これはVCVでは空気を送る速度（吸気流量）が決まっているので、患者さんがそれ以上の速さでは息を吸えませんが、圧規定換気では流量の制限がないので、患者さんは吸いたいだけの量のガスを吸うことができるからです。

早わかり人工呼吸器換気モード超入門 119

## ④ 自発呼吸では有効な換気ができない状態

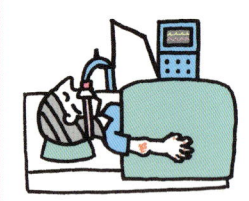

### 換気モード・呼吸器の設定

#### A／C 圧規定（PCV）

　呼吸回数が強制換気の設定回数よりも多くなり、プレッシャーサポート（PS）で補助された自発呼吸も出現してきました。しかし、肺が硬いため PS で補助された自発呼吸では、吸気時間が非常に短くなり十分な換気量が保てず（図25）、患者さんが息苦しそうにしていました。そのため、PC-SIMV から A／C 圧規定（PCV）に変更しました（表15）。すると、吸気時間と換気量が保たれ（図26）、患者さんの呼吸の様子も少し楽そうにみえました。

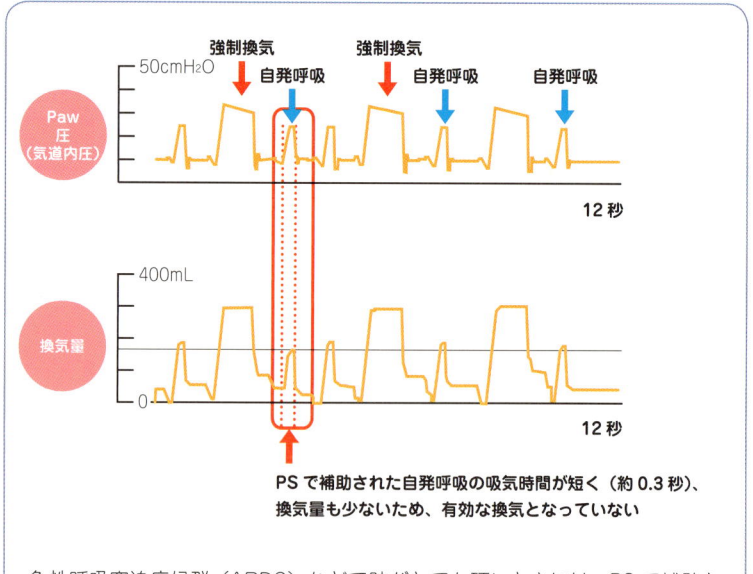

PS で補助された自発呼吸の吸気時間が短く（約0.3秒）、換気量も少ないため、有効な換気となっていない

急性呼吸窮迫症候群（ARDS）などで肺がとても硬いときには、PS で補助された自発呼吸では換気が不十分になるときがある。このとき患者さんの自発呼吸の回数が増えたが、PS で補助された自発呼吸では吸気時間が保てず、十分な換気量が得られず、患者さんが苦しそうにしている。

**図25** PC-SIMV 波形（PS では有効な換気ができない場合）

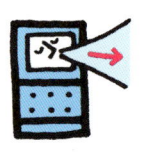

**表15** A／Cモード（圧規定）の初期設定

| 換気モード | A／C圧規定 |
|---|---|
| 最高吸気圧 | 30cmH₂O |
| 換気回数 | 16回／分 |
| 吸気時間 | 1.0秒 |
| PEEP | 10cmH₂O |
| トリガー感度 | −2cmH₂O |

図25と比較するとすべての換気で吸気時間と換気量が保たれている

換気モードをPCVに変更したところ、吸気時間と換気量が保たれ、患者さんの呼吸の様子も楽にみえる。

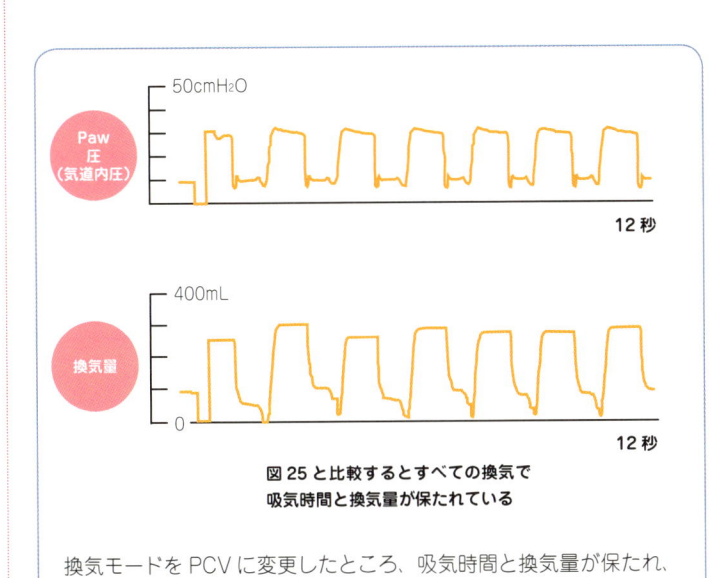

**図26** PCV波形（肺の状態の改善後）

**ポイント**

硬い肺（コンプライアンスの低い肺）では、PSでは吸気時間が保てず有効な換気ができないことがあります。そのようなときには、吸気時間が保たれるPCVに変更するとよくなることがあります。

### 原因疾患の治療

　人工呼吸器の適切な設定と同時に、呼吸不全の原疾患の診断・治療も行います。この患者さんでは、胸部X線写真撮影、喀痰培養、血液検査から細菌性肺炎と診断され、抗菌薬を投与しました。その後、肺炎は改善傾向となり、酸素化も改善し、バイタルサインが安定してきたため、ウィーニングを開始することになりました。

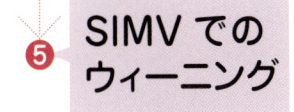

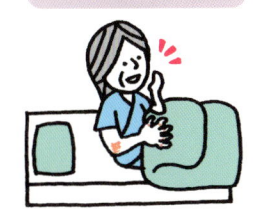

## ⑤ SIMVでのウィーニング

### 換気モード・呼吸器の設定

#### PC-SIMV

　呼吸回数が15〜25回/分と安定し、肺が柔らかくなりPCVで換気量が増加してきたので、換気モードをPCVからPC-SIMVに変更しました（表14）。PSで補助された自発呼吸の吸気時間と換気量が保たれていたため（122ページ図27）、SIMVでウィーニングをする方針としました。

患者さんは肺炎が改善し、呼吸の様子も苦しそうではなくなった。圧の設定（最高吸気圧、PEEP、PS）は同じだが、強制換気での換気量は約 300mL から 470mL に増加し、PS で補助された自発呼吸は吸気時間が延長し、換気量が約 170mL から 250mL に増加した（図の換気量のスケールの違いに注意）。

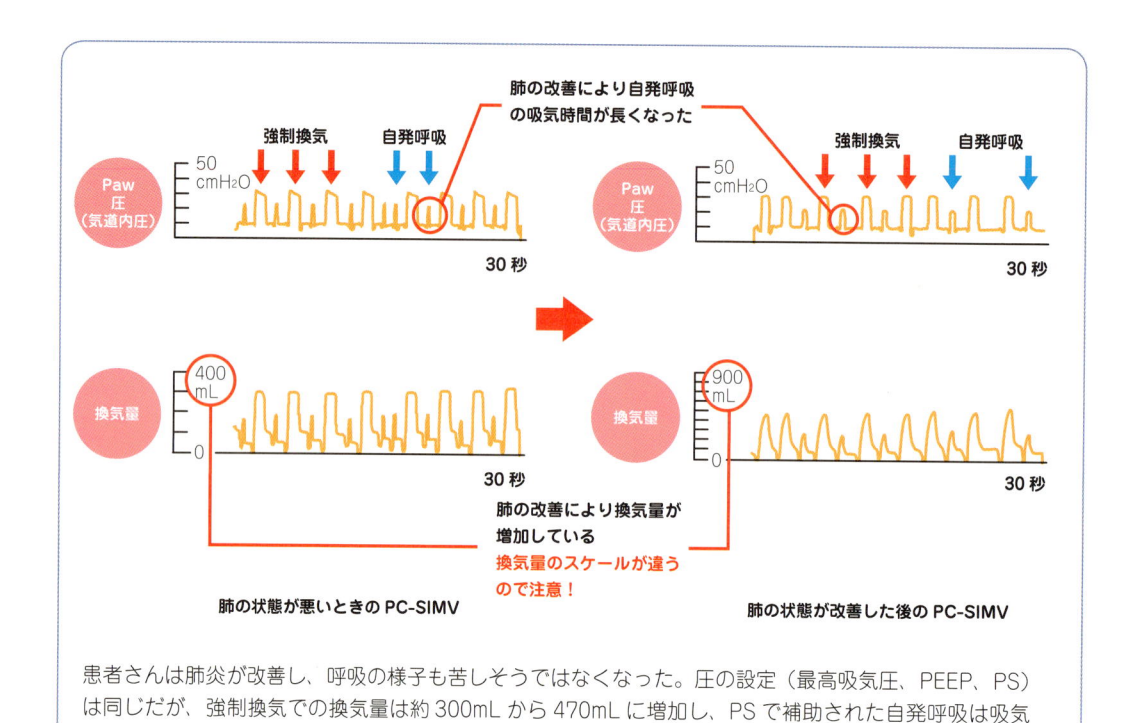

図27 PC-SIMV 波形（左：PCV への変更前、右：肺の状態の改善後）

## ウィーニング

陽圧人工呼吸には呼吸仕事量の補助と酸素化の改善という2つの大きな役割があります。通常、ウィーニングというと補助換気をやめていくことを指しますが、酸素化に関与する吸入気酸素濃度（$FiO_2$）やPEEP も酸素化の状態に合わせて、マスクによる酸素投与に移行できるように、減らしていく必要があります。

### 1. 補助換気のウィーニング

患者さんの呼吸回数が25回を超えないように、強制換気の数を徐々に減らしていきました。吸気圧は換気量が 400mL を大きく超えないように調節しました。

### 2. $FiO_2$ と PEEP のウィーニング

$FiO_2$ を $SpO_2$ が 90％ を切らないことを目標に40％まで下げ、その後に PEEP を1日あたり1～2 $cmH_2O$ ずつ下げていきました。

### ウィーニング時の設定1

最高吸気圧を下げ、強制換気の回数を減らしました。呼吸回数、呼吸努力の増加は認めませんでした。PEEP を下げましたが、酸素化の悪化、無気肺の増悪はありませんでした（図28、表16）。

強制換気の設定回数、最高吸気圧、PEEPを変更したが、呼吸回数などの呼吸状態は落ち着いている。

**図28** PC-SIMVでのウィーニング時の波形1

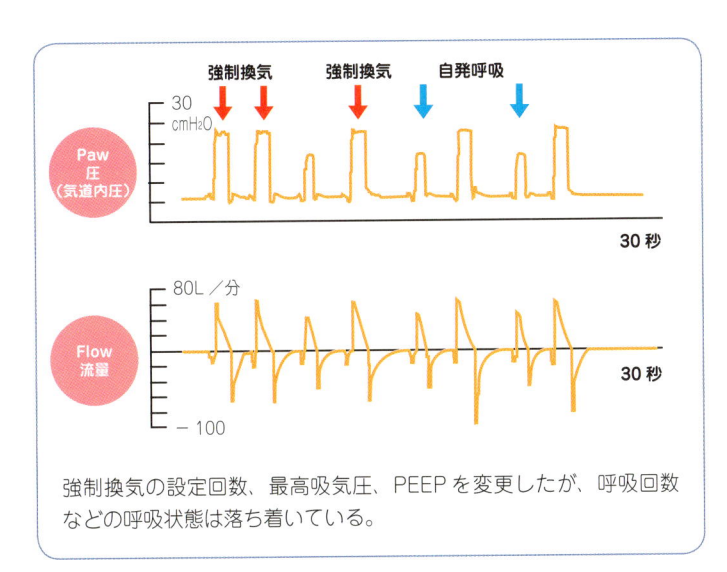

**表16** ウィーニング時のSIMVモード（圧規定）の初期設定1

| 換気モード | SIMV 圧規定 |
|---|---|
| 最高吸気圧 | 22cmH₂O |
| 換気回数 | 10回／分 |
| 吸気時間 | 1.0秒 |
| PEEP | 6cmH₂O |
| トリガー感度 | －2cmH₂O |
| PS圧 | 10cmH₂O |

### ウィーニング時の設定2

　さらに最高吸気圧を下げ、強制換気の回数を減らしました。引き続き、呼吸回数、呼吸努力の増加は認められませんでした。PEEPもさらに下げましたが、酸素化の悪化、無気肺の増悪はありませんでした（図29、表17）。

　その後も呼吸状態が安定していたので、自発呼吸テストを行い、条件を満たしたので抜管しました（124ページ図30）。

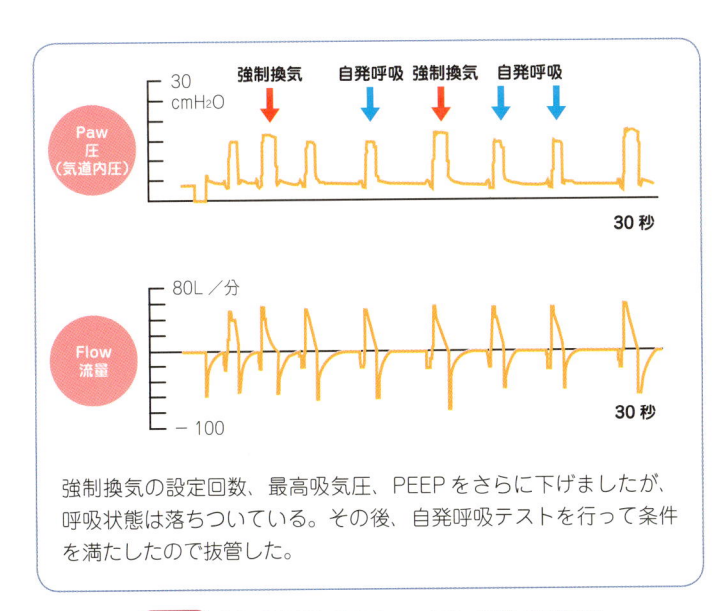

強制換気の設定回数、最高吸気圧、PEEPをさらに下げましたが、呼吸状態は落ちついている。その後、自発呼吸テストを行って条件を満たしたので抜管した。

**図29** PC-SIMVでのウィーニング時の波形2

**表17** ウィーニング時のSIMVモード（圧規定）の初期設定2

| 換気モード | SIMV 圧規定 |
|---|---|
| 最高吸気圧 | 16cmH₂O |
| 換気回数 | 6回／分 |
| 吸気時間 | 1.0秒 |
| PEEP | 4cmH₂O |
| トリガー感度 | －2cmH₂O |
| PS圧 | 10cmH₂O |

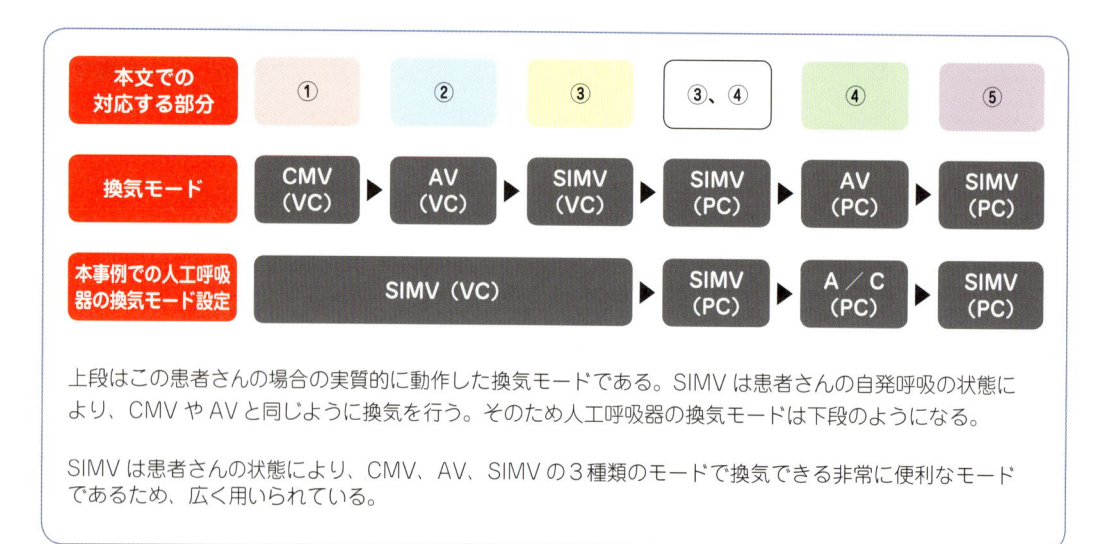

| 本文での対応する部分 | ① | ② | ③ | ③、④ | ④ | ⑤ |
|---|---|---|---|---|---|---|
| 換気モード | CMV (VC) ▶ | AV (VC) ▶ | SIMV (VC) ▶ | SIMV (PC) ▶ | AV (PC) ▶ | SIMV (PC) |
| 本事例での人工呼吸器の換気モード設定 | SIMV (VC) | | | ▶ SIMV (PC) ▶ | A／C (PC) ▶ | SIMV (PC) |

上段はこの患者さんの場合の実質的に動作した換気モードである。SIMVは患者さんの自発呼吸の状態により、CMVやAVと同じように換気を行う。そのため人工呼吸器の換気モードは下段のようになる。

SIMVは患者さんの状態により、CMV、AV、SIMVの3種類のモードで換気できる非常に便利なモードであるため、広く用いられている。

**図30** 事例の換気モード設定と実際の換気モードの移り変わり

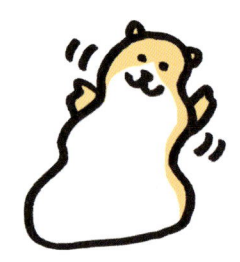

# 5 実践 グラフィックモニタの異常の読み取りかた

グラフィックモニタの異常を見分けられるように、ここでポイントをしっかり押さえましょう。

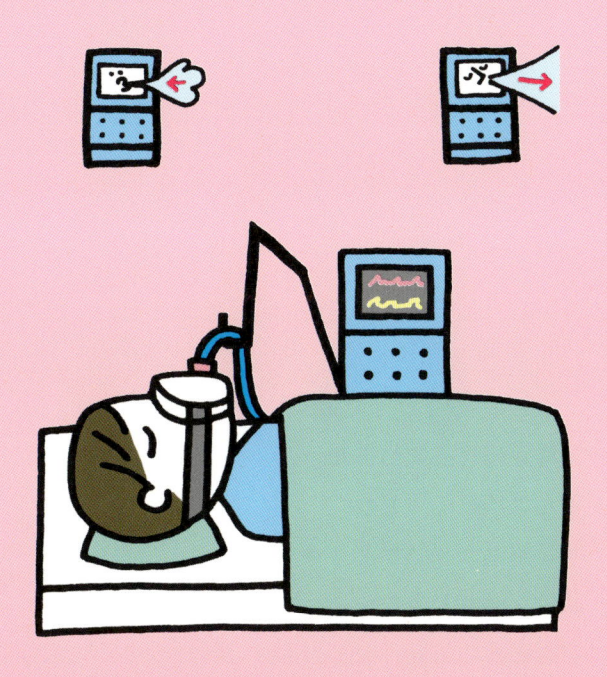

# 1 グラフィックモニタの異常の読み取りかた

## グラフィックモニタから何がわかるの？

　最近、グラフィックモニタを装備した人工呼吸器が普及してきています。グラフィックモニタの基本的な機能は、右ページのように圧・流量・換気量の波形を表示することです。1回換気量や呼吸数を点の情報とすれば、グラフィックモニタは線の情報です。波形パターンから人工呼吸の問題点を読み取り、最もふさわしい呼吸ケアを導き出すことができます。

　グラフィックモニタを活用するには訓練が必要ですが、「何かおかしい。いつもみている波形とどこか違う」と気づくことがとても大事です。正常の波形パターンに慣れていれば、異常にすぐ気づくことができるでしょう。異常に気づいて初めて、次のステップに進めます。

　また、小さい波形では変化がわかりません。波形をできるだけ大きく表示し、すべての患者さんで同じ形式で表示するようにすると、離れた所からでも見分けられるようになります。

　グラフィックモニタの波形から、次のようなポイントで患者さんの呼吸状態、人工呼吸器の作動状況を即座に判断することができます。

- ・異常が起こっているか
- ・どんな換気モードか
- ・呼吸努力が強いかどうか
- ・肺の状態がどうか
- ・患者さんの自発呼吸と人工呼吸器がうまく同調しているか

## 基本

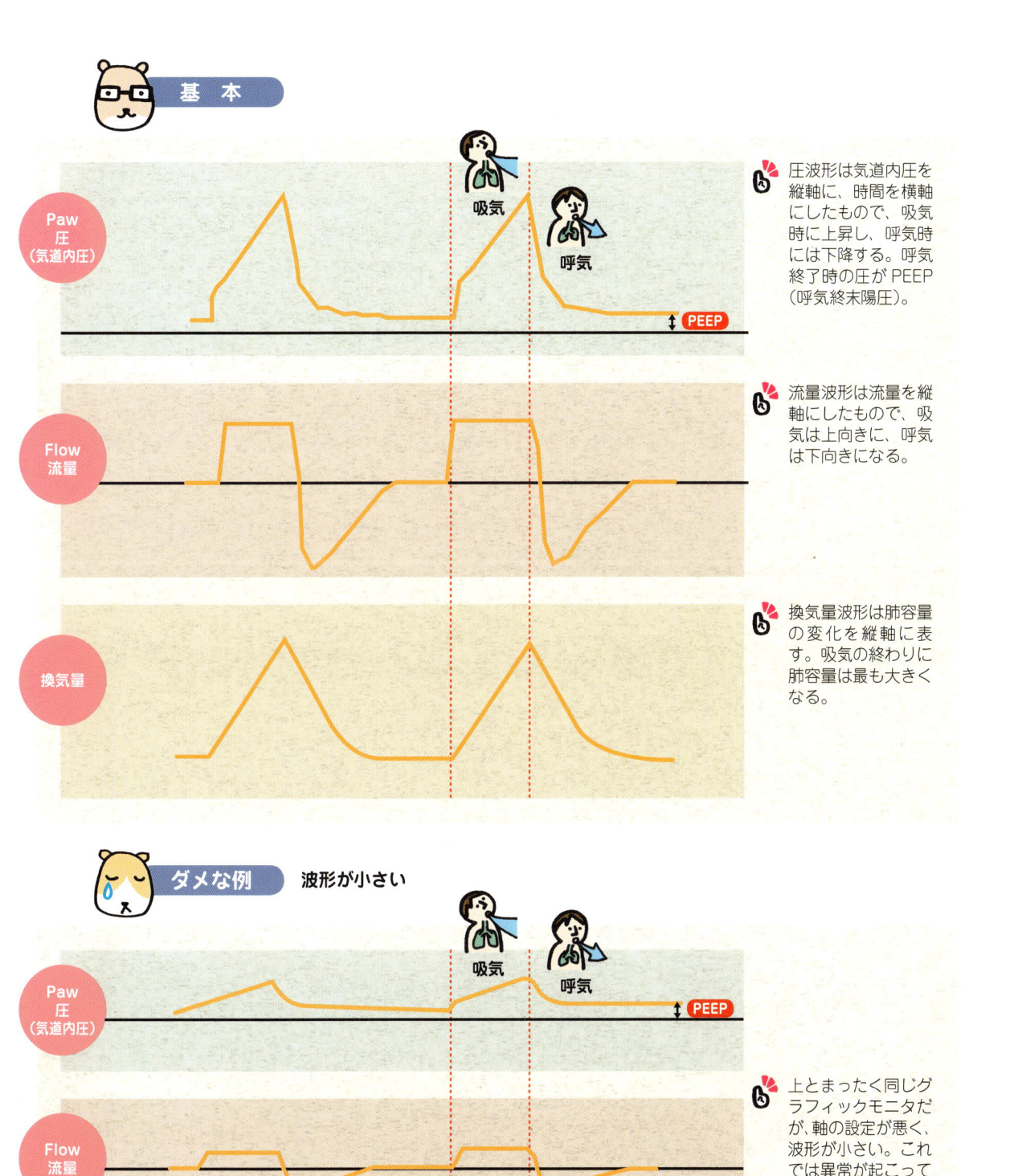

**Paw 圧（気道内圧）**

- 圧波形は気道内圧を縦軸に、時間を横軸にしたもので、吸気時に上昇し、呼気時には下降する。呼気終了時の圧がPEEP（呼気終末陽圧）。

**Flow 流量**

- 流量波形は流量を縦軸にしたもので、吸気は上向きに、呼気は下向きになる。

**換気量**

- 換気量波形は肺容量の変化を縦軸に表す。吸気の終わりに肺容量は最も大きくなる。

## ダメな例　波形が小さい

**Paw 圧（気道内圧）**

**Flow 流量**

**換気量**

- 上とまったく同じグラフィックモニタだが、軸の設定が悪く、波形が小さい。これでは異常が起こっても気づくのは難しい。

早わかり人工呼吸器換気モード超入門

## グラフィックモニタを活用するには？

その利点を知っていなければ活用できません。利点を理解しておくと、患者さんの自発呼吸と人工呼吸器がうまく合っていない場合、また、恐ろしいトラブルが起こっている場合の早期発見に役立ちます。

### 利点1 ：換気モードがわかる！

グラフィックモニタをみると、現在、患者さんに対してどんな換気モードを用いて呼吸管理が行われているか判断できます。例えば VCV（量規定換気）と PCV（圧規定換気）の違いは一目でわかります。流量が保たれていて、四角く表示されるのが VCV、気道内圧が一定に保たれて、四角く表示されるのが PCV です。

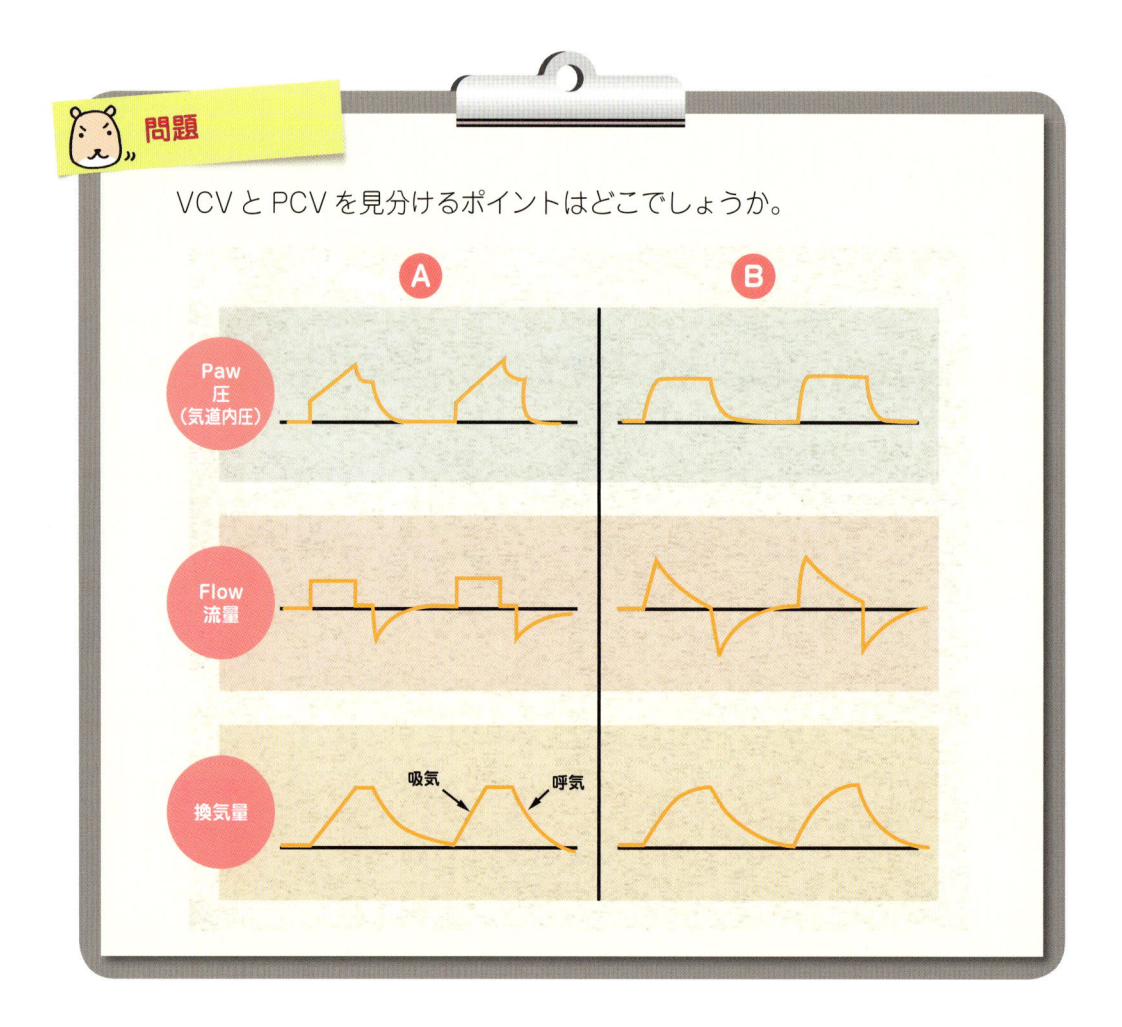

**問題**

VCV と PCV を見分けるポイントはどこでしょうか。

A　　　B

- Paw 圧（気道内圧）
- Flow 流量
- 換気量（吸気／呼気）

**回答**

AがVCV、BがPCVです。

### ❶ VCVの基本波形

1回換気量と吸気流量が規定されます。

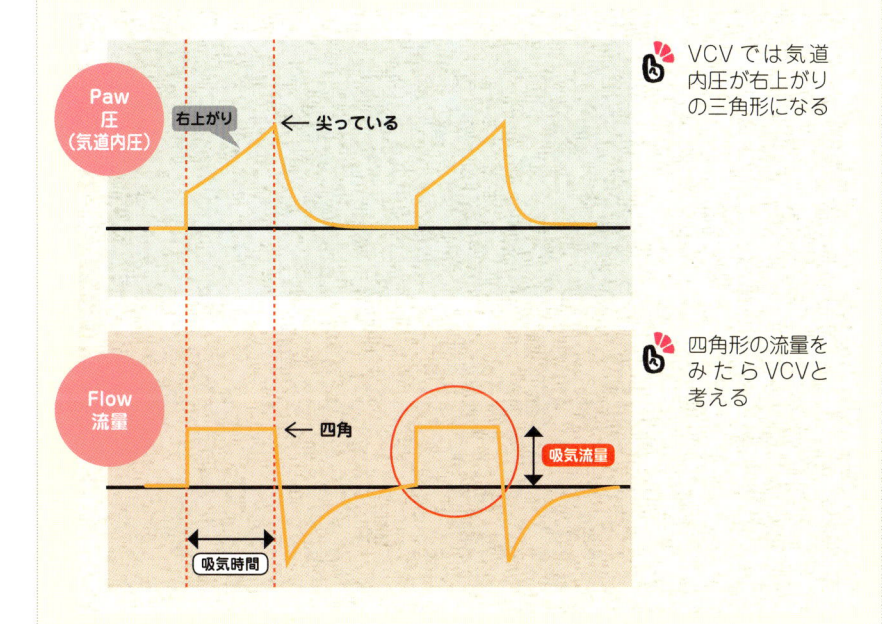

**Paw圧（気道内圧）** 右上がり ← 尖っている

> VCVでは気道内圧が右上がりの三角形になる

**Flow 流量** ← 四角　吸気流量　吸気時間

> 四角形の流量をみたらVCVと考える

### ❷ PCVの基本波形

設定した吸気時間のあいだ、気道内圧が一定に保たれます。

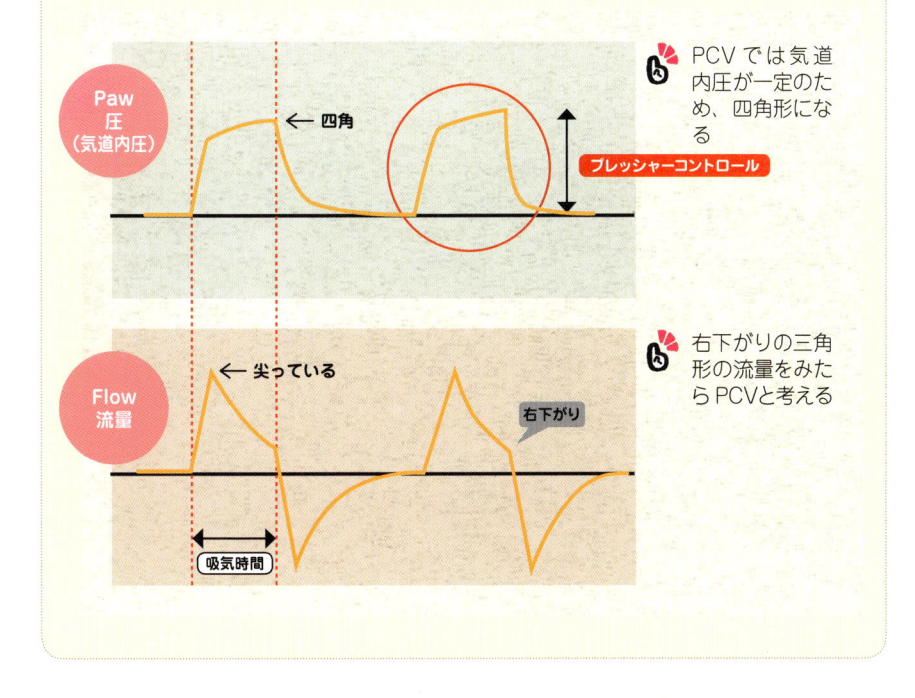

**Paw圧（気道内圧）** ← 四角　プレッシャーコントロール

> PCVでは気道内圧が一定のため、四角形になる

**Flow 流量** ← 尖っている　右下がり　吸気時間

> 右下がりの三角形の流量をみたらPCVと考える

早わかり人工呼吸器換気モード超入門

> **利点2**　：努力呼吸を発見できる！

　呼吸状態が悪化したり、人工呼吸器の設定条件を無理に下げると、患者さんは息苦しくなって、呼吸努力が増えます。つまり頻呼吸、努力呼吸となりますが、グラフィックモニタでこの変化を簡単にとらえることができます。

　いくつか例を挙げてみます。PSV では患者さんが吸気を開始してから人工呼吸器が作動を開始するまで、通常（安静呼吸時）でも時間が多少かかります。しかし、PSV で呼吸努力が増大すると、このあいだに気道内圧が著明に下がり、圧波形の凹みがいっそう大きくなります（図31）。

　また、VCV で呼吸努力が増大すると、設定していた吸気流量が患者さんの要求に見合わなくなります。すると、気道内圧波形がひしゃげた形になります（図32）。さらに患者さんが設定していた1回換気量よりも大きい換気をしたい場合、2度目の補助が行われてしまいます（図33）。

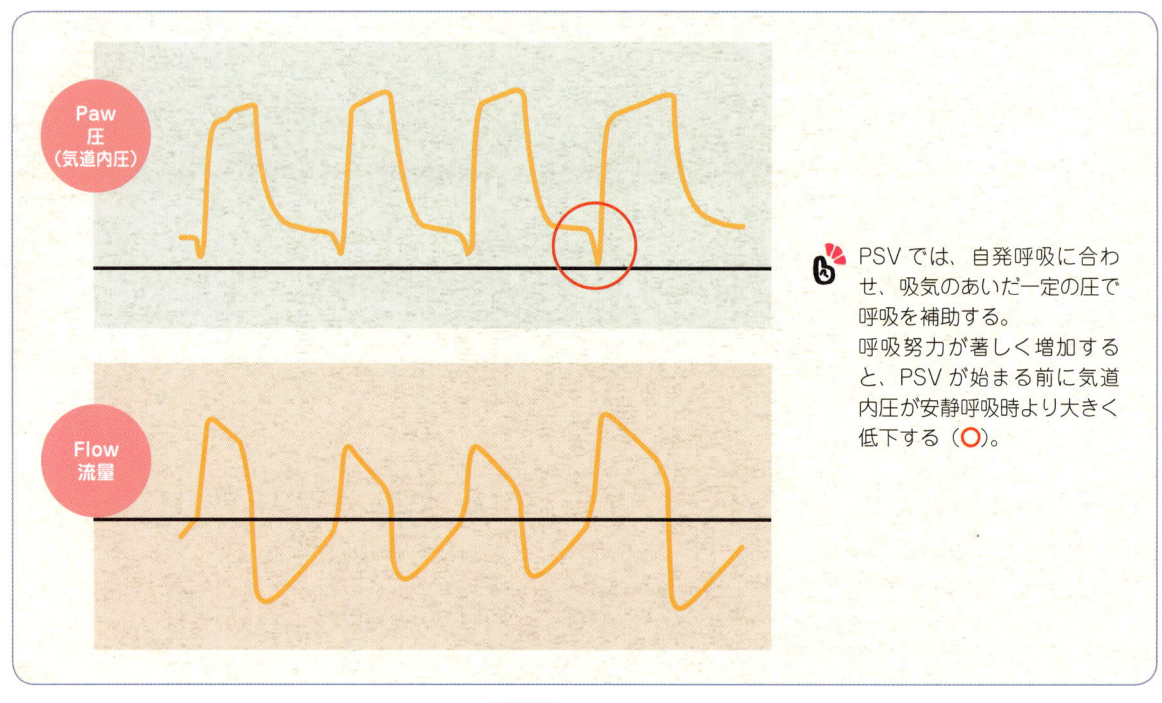

> PSV では、自発呼吸に合わせ、吸気のあいだ一定の圧で呼吸を補助する。
> 呼吸努力が著しく増加すると、PSV が始まる前に気道内圧が安静呼吸時より大きく低下する（〇）。

**図31** 努力呼吸時の PSV

さすがに2倍の換気量は過剰で、気道内圧が大きく上昇してしまいました。
とても危険ですし、患者さんは苦しいでしょう。

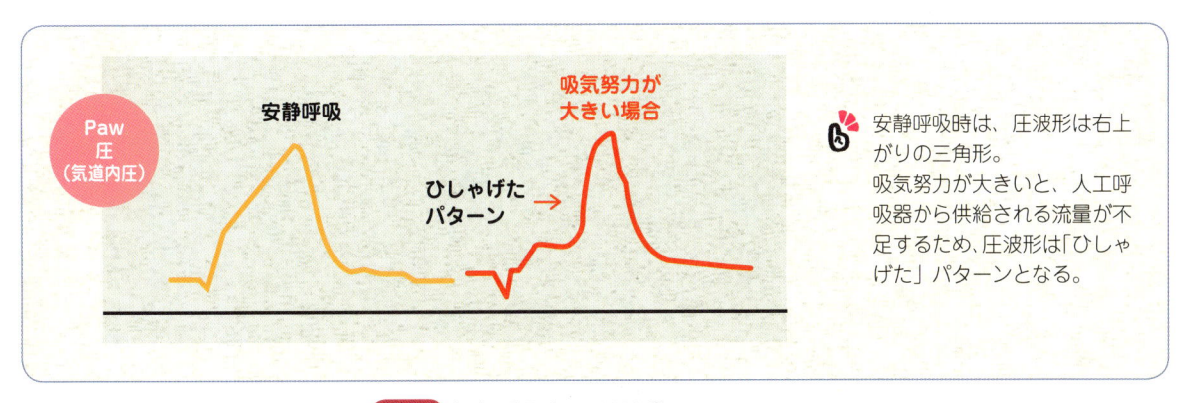

**図32** 努力呼吸時のVCV ①

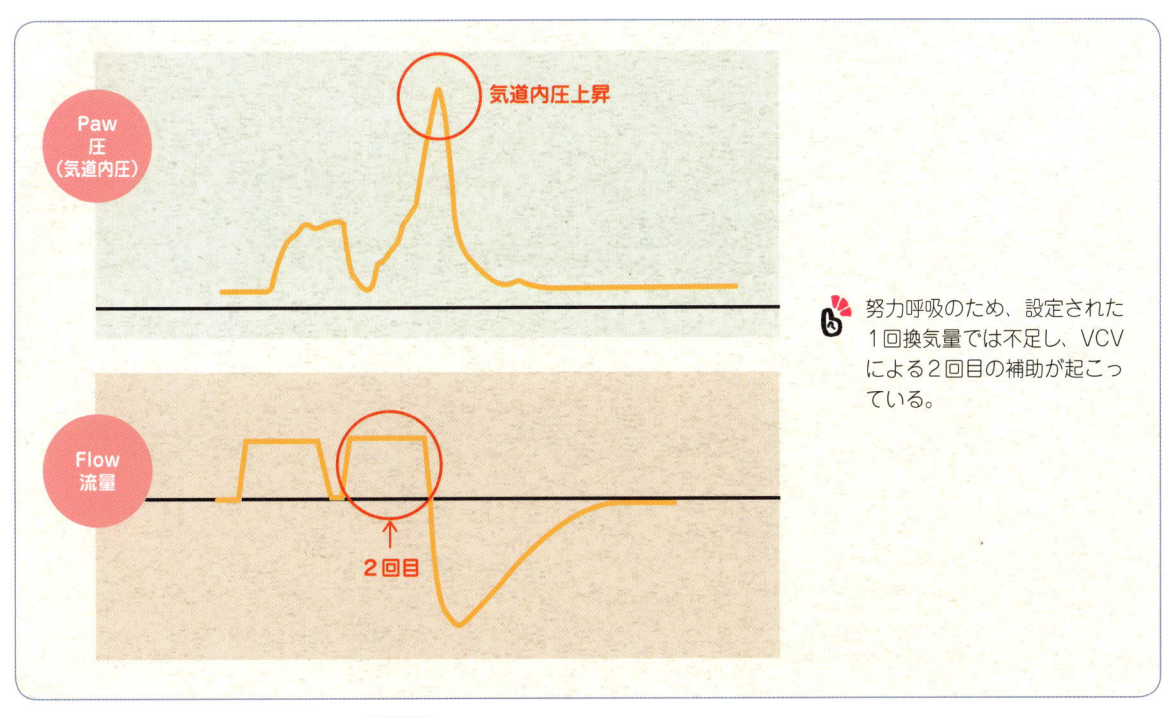

安静呼吸時は、圧波形は右上がりの三角形。
吸気努力が大きいと、人工呼吸器から供給される流量が不足するため、圧波形は「ひしゃげた」パターンとなる。

**図33** 努力呼吸時のVCV ②

努力呼吸のため、設定された1回換気量では不足し、VCVによる2回目の補助が起こっている。

## 利点3 🫁：エアリークによる誤作動を発見できる！

人工呼吸器回路や気管チューブ周囲に漏れ（エアリーク）があると、気道内圧が低下し、流量が発生します。これらの変化があるレベルを超えると、吸気努力がないのにもかかわらず、患者さんの自発呼吸が始まったと人工呼吸器は認識し、誤作動を始めてしまいます。

### 問題

声帯浮腫のため細めの気管チューブを挿入した手術後の患者さんが、挿管したまま集中治療室に入室しました。換気モードはSIMVとPSVの併用です。数時間後、声帯浮腫は急速に解消してきましたが、まだ自発呼吸もなく深い鎮静状態にあります。下図は、その患者さんのグラフィックモニタです。おかしいところはどこでしょうか？

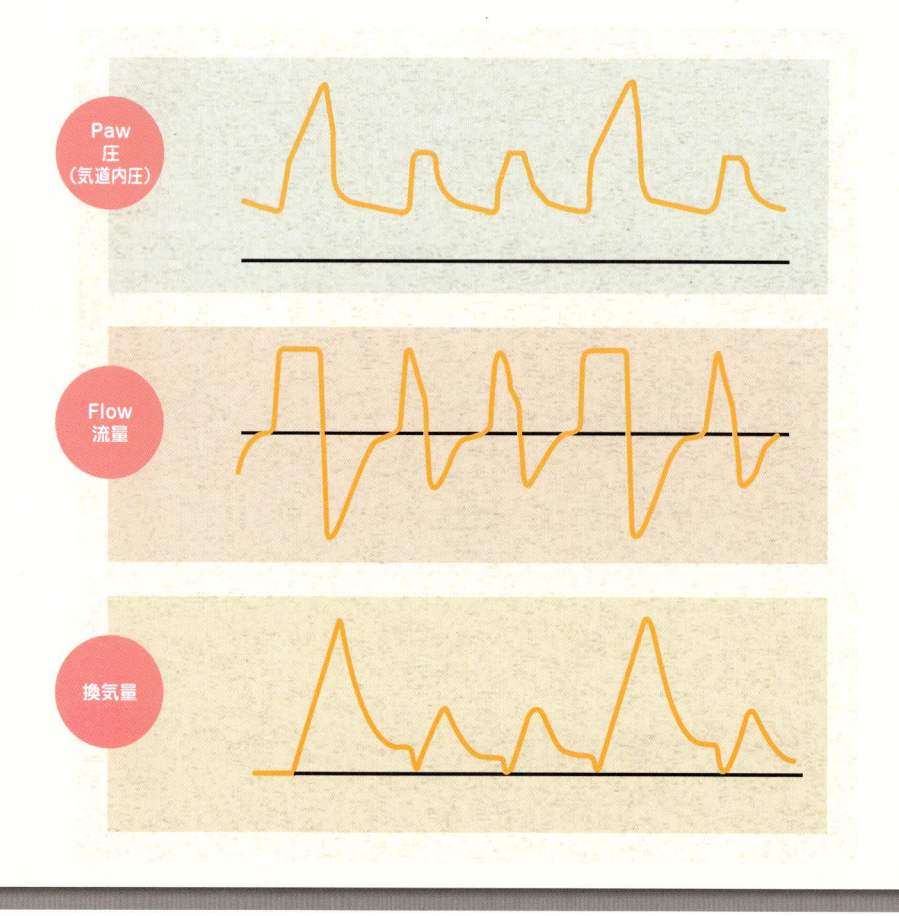

- Paw 圧（気道内圧）
- Flow 流量
- 換気量

**回答**

### ❶ 2種類の呼吸がある

強制換気と自発呼吸が混在していますが、この患者さんは自発呼吸をしていません。自発呼吸を補助するPSVが起こるのはおかしいです。

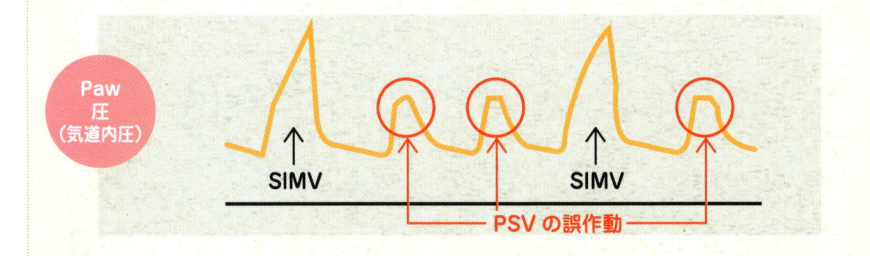

Paw 圧（気道内圧）
SIMV　SIMV
PSVの誤作動

### ❷ 気道内圧が呼気時になだらかな右下がりになっている

通常、呼気時には気道内圧は一定のPEEPとなっているはずです。

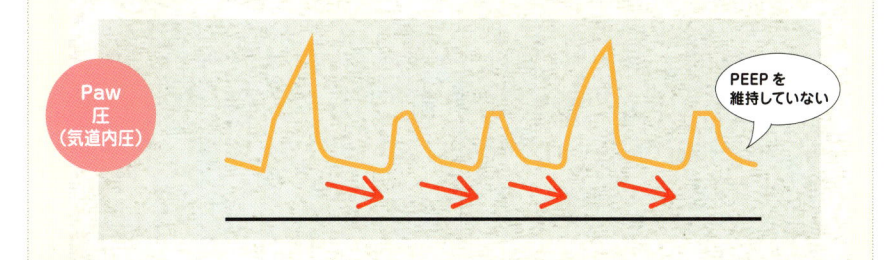

Paw 圧（気道内圧）
PEEPを維持していない

### ❸ 呼気の終わりに、換気量がゼロに戻っていない

換気量の波形は吸気で肺が膨らみ、呼気の最後にゼロに戻るはずです。しかし、換気量がゼロに戻っていません。

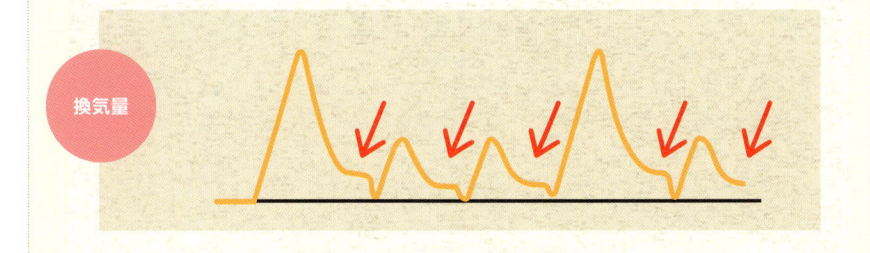

換気量

声帯浮腫が軽減した結果、気管チューブの周囲からエアリークが起こっていたことがわかりました。エアリークのために、気道内圧がゆっくり下がり、誤作動が起こっていたのです。第一発見者は、グラフィックモニタの変化に気づいた担当ナースでした。

## 2 いろいろな異常波形を見極める

**超緊急** 呼吸器回路などの接続外れ

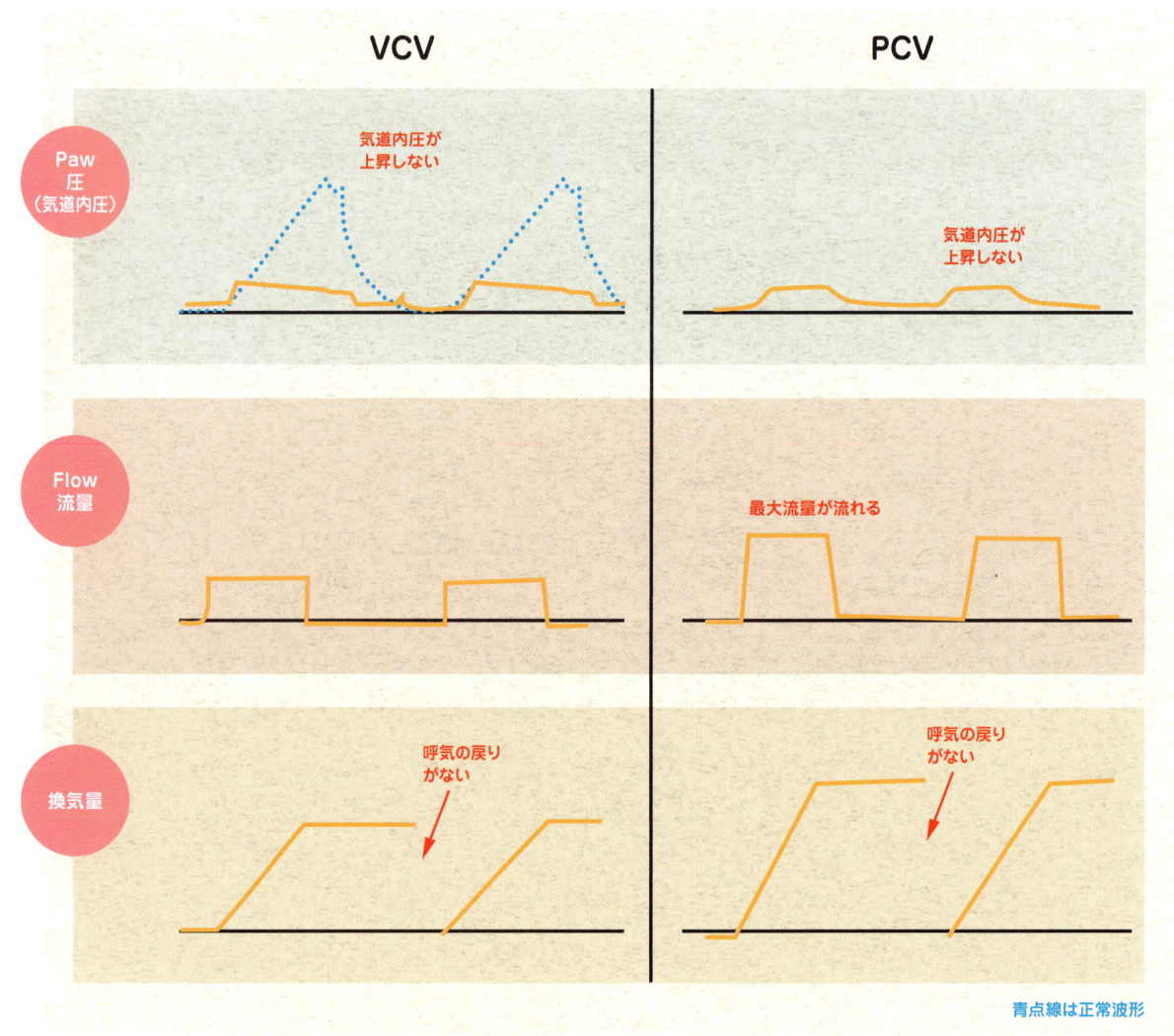

| | VCV | PCV |
|---|---|---|
| **Paw 圧（気道内圧）** | 気道内圧が上昇しない | 気道内圧が上昇しない |
| **Flow 流量** | | 最大流量が流れる |
| **換気量** | 呼気の戻りがない | 呼気の戻りがない |

青点線は正常波形

### 対処
・外れが明らかなら再接続
・不明な場合は、用手換気をしつつ応援を呼ぶ

## 危険　回路からのエアリーク／気管チューブ・カフ周囲からのエアリーク

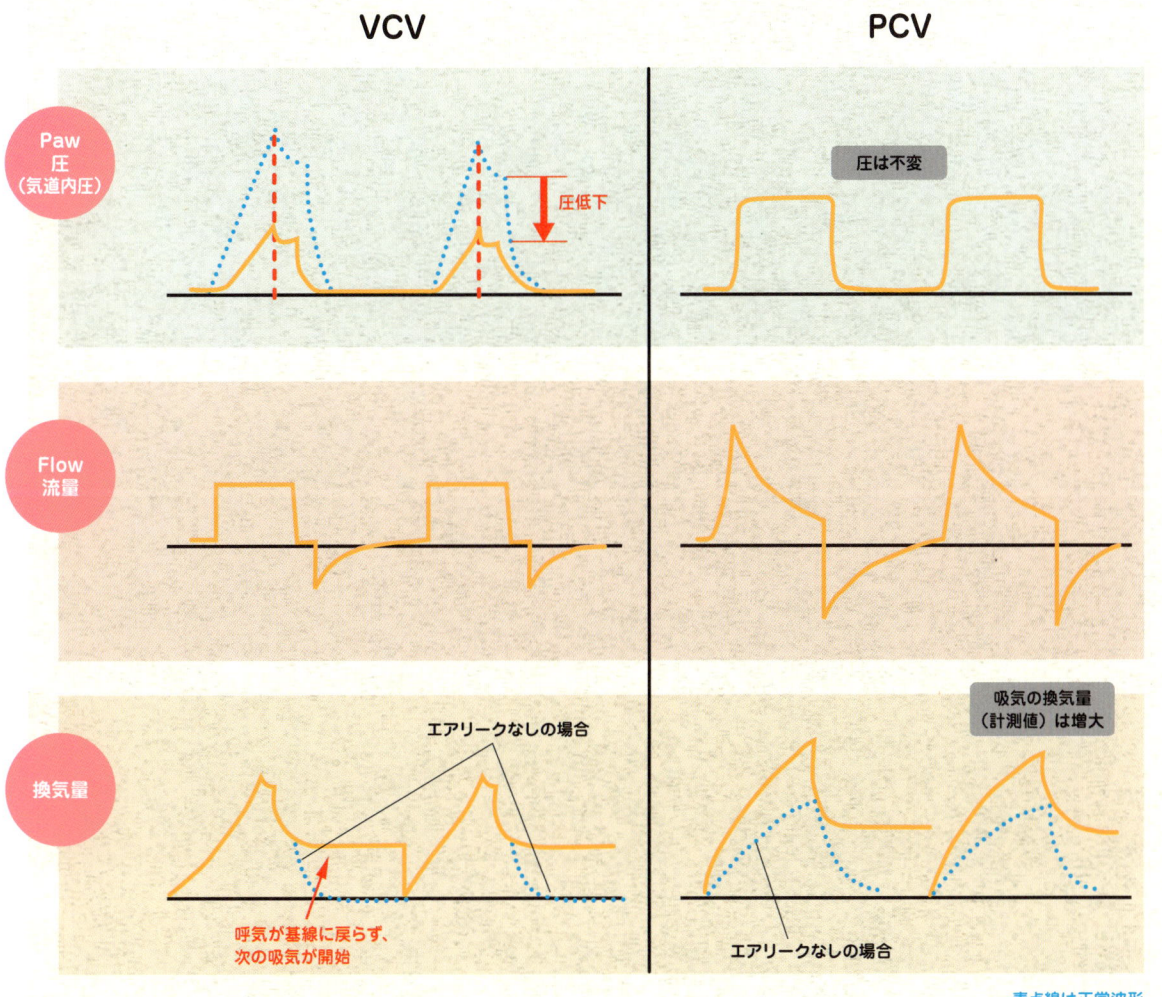

|  | VCV | PCV |
|---|---|---|
| Paw 圧（気道内圧） | 圧低下 | 圧は不変 |
| Flow 流量 | | |
| 換気量 | エアリークなしの場合／呼気が基線に戻らず、次の吸気が開始 | 吸気の換気量（計測値）は増大／エアリークなしの場合 |

青点線は正常波形

## 対処

- エアリークの原因が明らかなら、ただちに修復
- 不明な場合は、用手換気をしながら回路点検・交換などへ

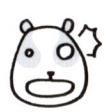

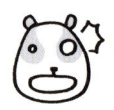

## 危険　気管チューブの折れ曲がり／狭窄／人工鼻の抵抗増加（水ぬれ・痰付着など）

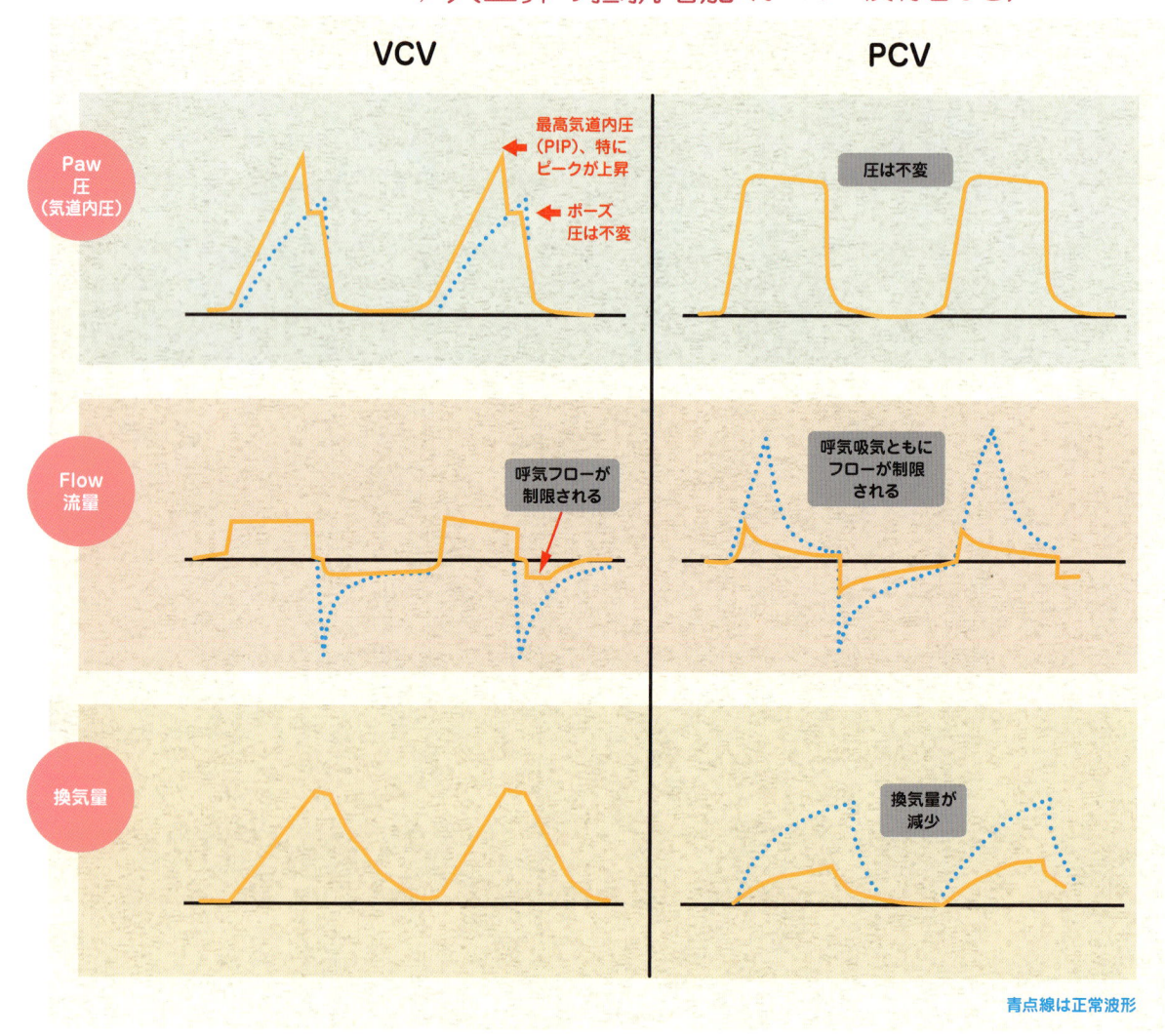

|  | VCV | PCV |
|---|---|---|
| Paw 圧（気道内圧） | 最高気道内圧（PIP）、特にピークが上昇／ポーズ圧は不変 | 圧は不変 |
| Flow 流量 | 呼気フローが制限される | 呼気吸気ともにフローが制限される |
| 換気量 |  | 換気量が減少 |

青点線は正常波形

### 対処

- 用手換気をしつつ、気管チューブの屈曲を点検、気管吸引カテーテルの入り具合を確認
- 気管支ファイバースコープによる検査と吸引
- 気管チューブの交換
- 人工鼻の目づまりなら交換

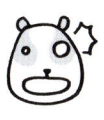

## 危険　呼気フィルターの目づまり

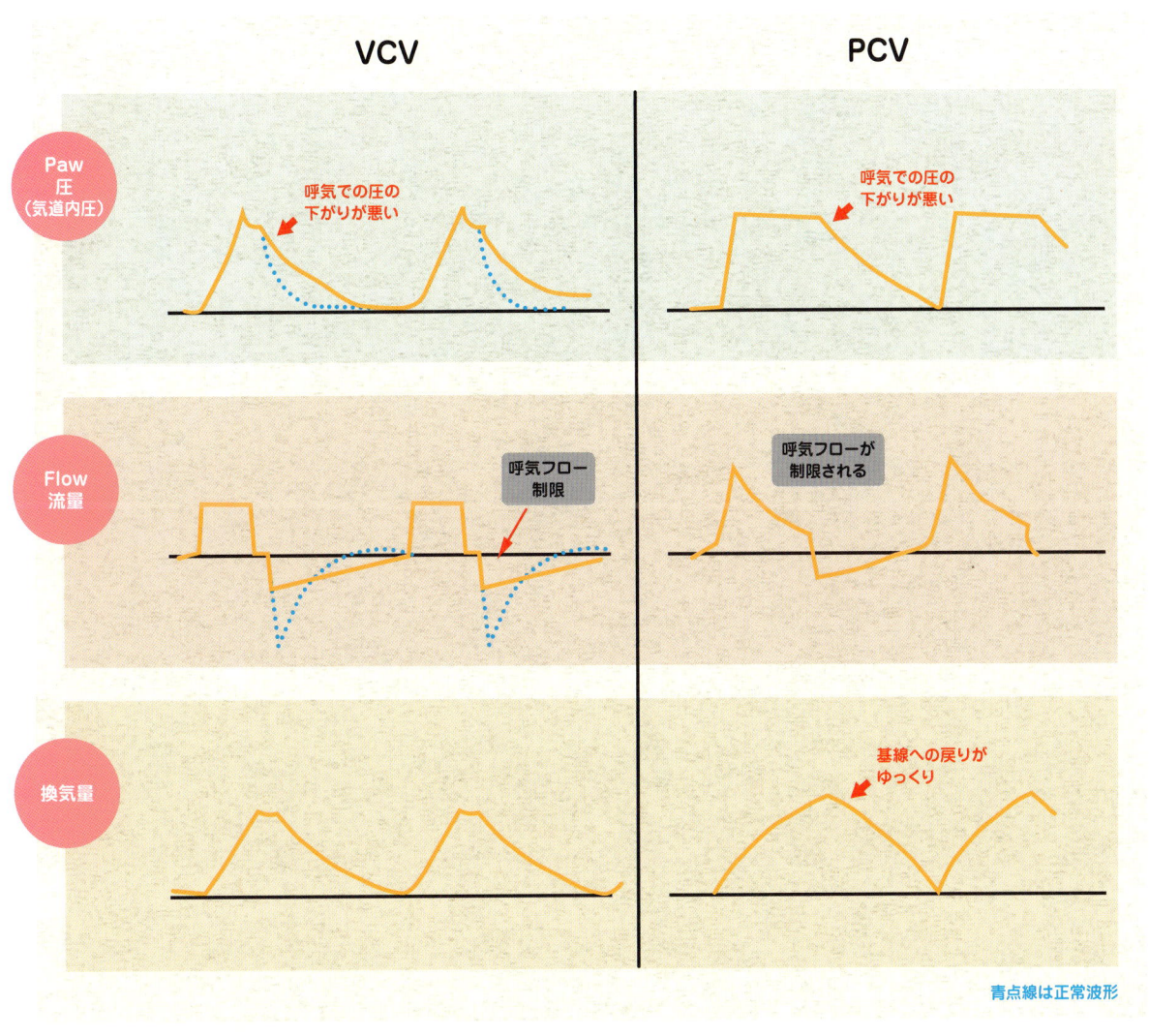

**VCV**

- Paw 圧（気道内圧）: 呼気での圧の下がりが悪い
- Flow 流量: 呼気フロー制限
- 換気量

**PCV**

- Paw 圧（気道内圧）: 呼気での圧の下がりが悪い
- Flow 流量: 呼気フローが制限される
- 換気量: 基線への戻りがゆっくり

青点線は正常波形

気管チューブの折れ曲がり、狭窄、人工鼻の抵抗増加の場合と比べると、気道内圧の下がりが悪いことが特徴です。

### 対処

・呼気フィルターの交換

## 注意 回路内の結露

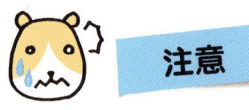

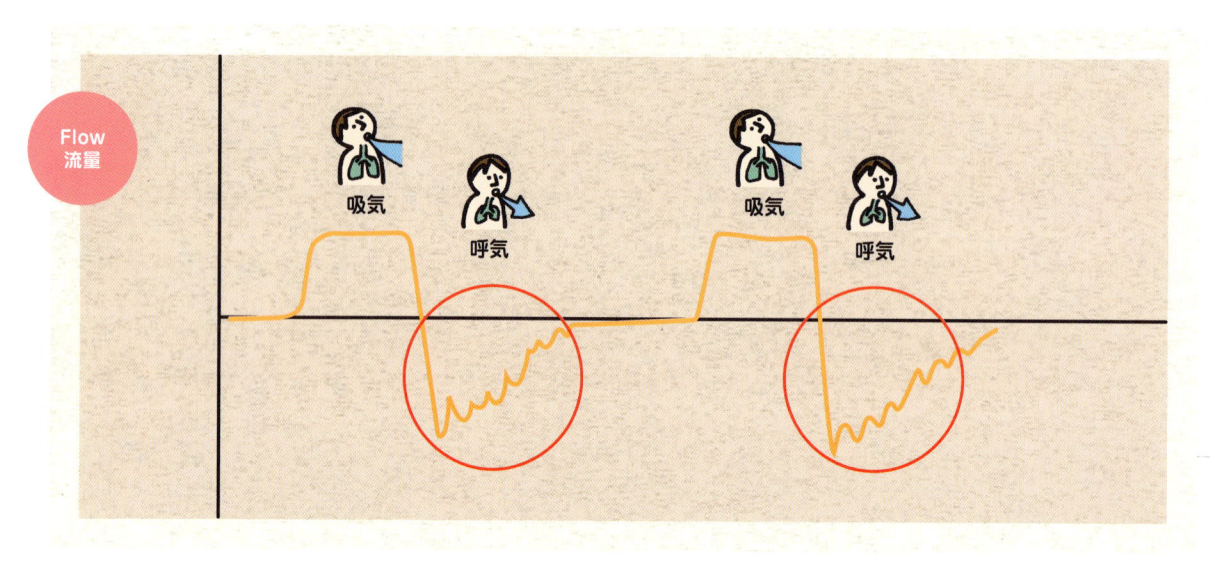

呼気だけ波形が細かくぶれる（○）
⬇
呼気回路が揺れる
⬇
呼気回路に水が貯まった（結露）状態

### 対処
・回路内の水を取り除く

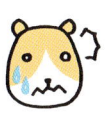

## 注意　気管内に痰の貯留

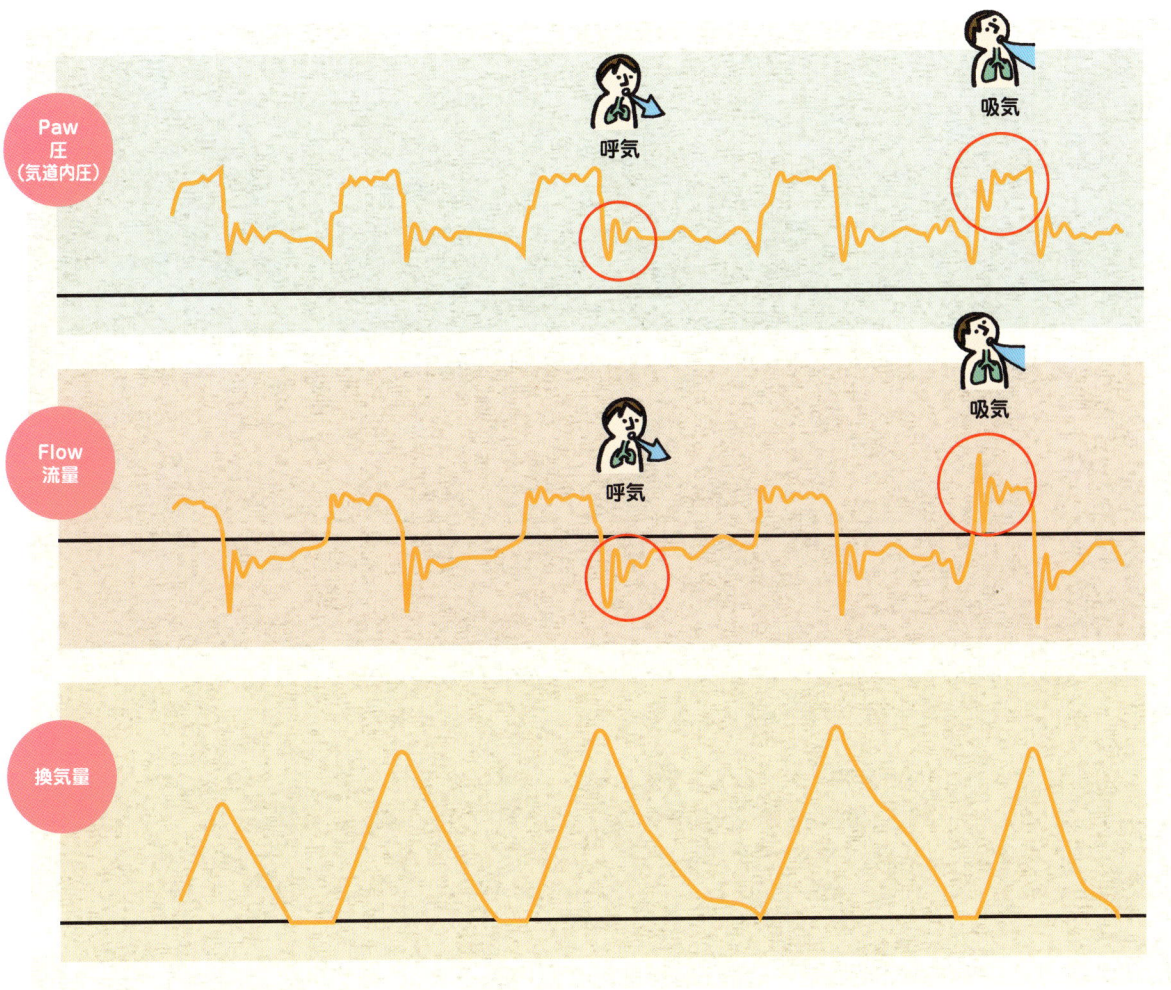

**Paw 圧（気道内圧）**

呼気　吸気

**Flow 流量**

呼気　吸気

**換気量**

吸気・呼気ともに波形がぶれる（気道内圧・流量）

⬇

気管チューブ、気道にぶれるものがある

⬇

気管内の痰の貯留が考えられる

### 対処

・気管チューブ・気管内の痰の除去

## 注意　オートトリガリング（オートサイクリング）

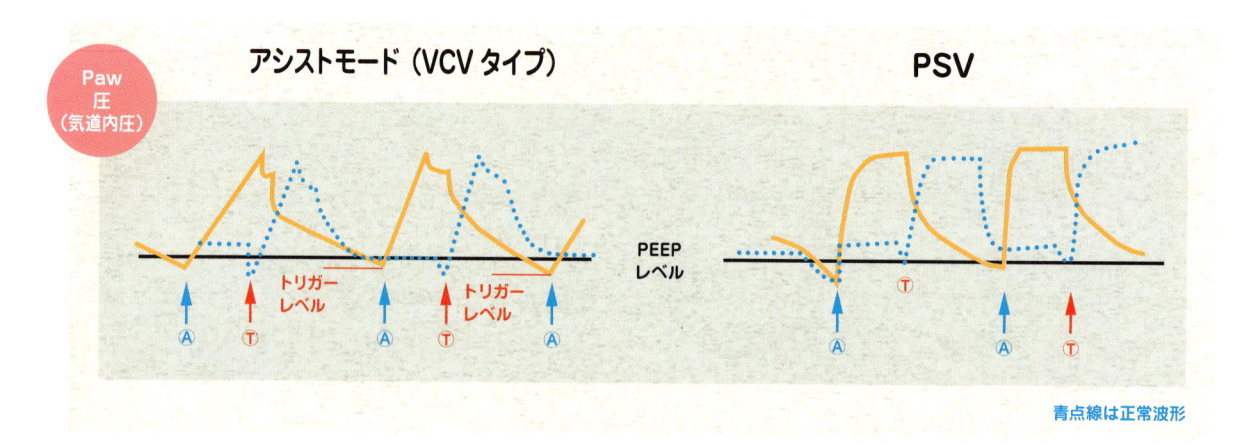

**アシストモード（VCVタイプ）**　　**PSV**

Paw 圧（気道内圧）

PEEPレベル

青点線は正常波形

PEEPがかかっている ｜
エアリークがある　　｜ 状況で起こりやすい

➡ 呼気での気道内圧がトリガーレベルに到達した場合
　自発呼吸と誤認して吸気に転じるⒶ
　本来の自発呼吸でトリガーされる時点のⓉのよりも
　早い時点Ⓐでトリガーされる。そのため呼吸数が多くなる

### 対処

・回路からのエアリーク、カフ圧をチェックする
・トリガーレベルを調節する

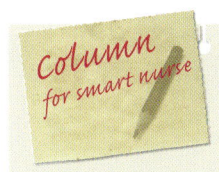

## column for smart nurse

## 実際の波形でみてみよう！何が読み取れるのか？

### この症例では何が起こっている？

この症例では、人工呼吸中の患者さんの気管チューブの再固定を行った直後に気道内圧が上昇しました（再固定前の正常時：点線、再固定直後：実線）。聴診すると左肺の呼吸音がまったく聞こえません。換気モードはVCVです。何が起こったと考えられるでしょうか？

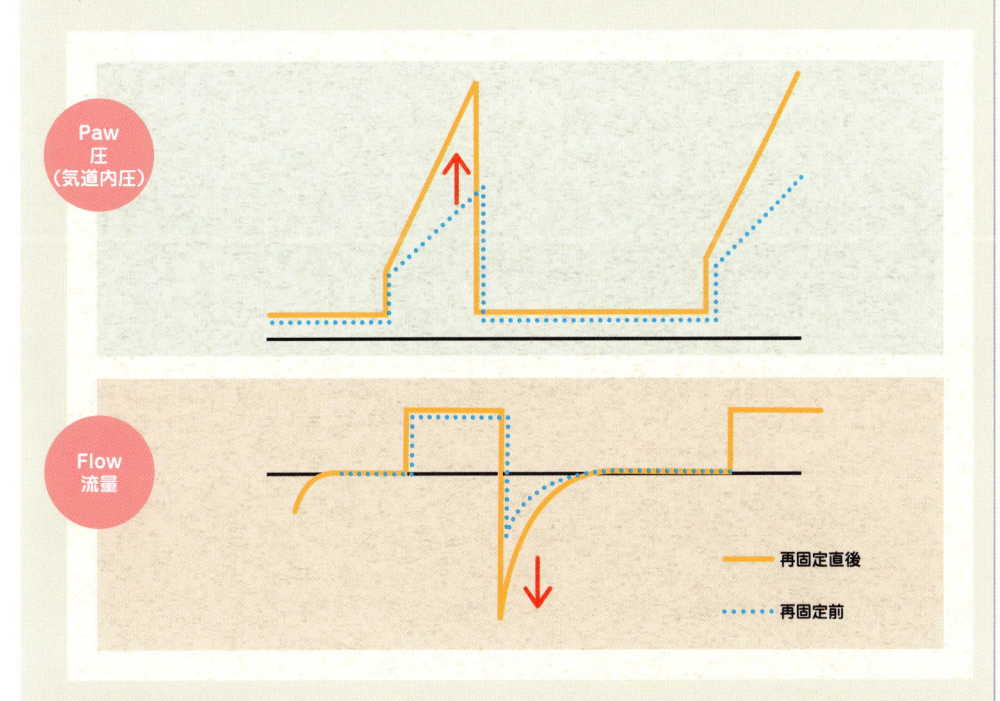

**Paw 圧（気道内圧）**

**Flow 流量**

―― 再固定直後
・・・・ 再固定前

### 読み取れること

右肺への片側挿管が起こったと考えられます。グラフィックモニタで注目すべきポイントは、以下の2点です。

**❶最高気道内圧（PIP）が上昇している**
→VCVでは、肺が硬くなったり、気道が狭くなったりすると、ガスが入りにくくなり気道内圧が上昇します。気管チューブの再固定の直後に圧が上がったこと、左肺の呼吸音が消えたことから、気管チューブの再固定位置が深くなりすぎて右肺だけの片側挿管に陥ったのでしょう。右肺だけの換気になったので、同じ換気量で圧が上がるのは当たり前ですね。

**❷呼気流量が大きい**
→VCVでは、肺の状態が変わっても、吸気流量のパターンは変わりません。しかし、呼気流量のパターンが変わります。肺が硬くなった分、圧が上昇し、呼気が勢いよく始まっています。

# Index

## 欧文

A／C 62
APRV (airway pressure release ventilation) 78
ASV モード 98
AV (assist ventilation) 56
BCV (biphasic cuirass ventilation) 84
BIPAP 42-43
BiPAP 42-43
CMV (continuous mandatory ventilation／controlled mechanical ventilation) 42-45, 56
CPAP (continuous positive airway pressure) 42-45, 62, 70, 72
CPAP モード 98
EIP 22, 49
EPAP (expiratory positive airway pressure) 98
EtCO$_2$ 83
FiO$_2$ 34, 38, 45
I：E 比 31-33
IMV (intermittent mandatory ventilation) 56
IPAP (inspiratory positive airway pressure) 98
NPPV (noninvasive positive pressure ventilation) 96
P／F 34, 38
PaCO$_2$ 35, 37
PaO$_2$ 34, 37
PC 43, 52
PCV (pressure controlled ventilation) 41, 52
PEEP 34, 72, 75
pH 34-35
PIP 49, 65, 83, 136
PRVC (pressure regulated volume control) 92
PS 43, 61, 64
PSV (pressure support ventilation) 44-45, 64
recoil pressure 14-16
S／T モード 98
SaO$_2$ 34, 38
SIMV (synchronized intermittent mandatory ventilation) 42-45, 56
SpO$_2$ 38
VCV (volume controlled ventilation) 41, 48
VS (volume support) 94

## あ

アシスト／コントロール 62
圧規定換気 40, 52
陰圧換気 12
ウィーニング 59, 68, 108-124
エアリーク 102-106, 130-131, 133, 138
エンドタイダル CO$_2$ 83
横隔膜 11, 20-21
オートトリガリング 140
オートサイクリング 140

## か

カプノグラム 83
気管チューブの折れ曲がり／狭窄 136
気道内圧 15
機能的残気量 14
キュイラス 84
吸気圧 43, 52, 61
吸気気道陽圧 98
吸気終末プラトー 22, 49
吸気相呼気相時間比 31-33
吸気ポーズ 31-32
休止期 31-32
吸入気酸素濃度 34, 38
胸腔内圧 15
強制換気 40, 44-45, 56
クリアランスモード 85, 90
経皮的動脈血酸素飽和度 38
結露 138
呼気気道陽圧 98
呼気フィルター 137
コントロールモード 90

## さ

サイクルオフ 111
最高気道内圧 49, 65, 83, 136
酸塩基平衡 35, 63
時相 31-32
持続陰圧モード 85, 90
時定数 24-25
自発呼吸 10
シャント 35
従圧式換気 40
従量式換気 40
シンクロモード 85, 90
人工呼吸 10

人工鼻 136-137
接続外れ 134
臓側胸膜 14

## た

弾性復元力 14-16
調節換気 36, 42-43, 56
動脈血酸素分圧 34, 37
動脈血酸素飽和度 34, 38
動脈血二酸化炭素分圧 35, 37
トータルフェイスマスク 103
トリガー 45, 65
トリガー感度 45, 65
トリガーモード 90
努力呼吸 130

## な

ネーザルマスク 103

## は

肺胸膜 14
肺コンプライアンス 16
肺胞虚脱 23, 73
肺メカニクス 113-114
肺リクルートメント 78-79
ピーク圧 49, 83
ファイティング 26, 44
不均等換気 18, 22-23
プラトー圧 49, 83
フルフェイスマスク 103
プレッシャーコントロール 43, 53, 129
プレッシャーサポート 43, 61, 64
壁側胸膜 14
ヘルメットマスク 103
ポーズ圧 49, 136
補助換気 56

## ま

無気肺 23-25

## や

陽圧換気 12

## ら

量規定換気 40, 48
肋膜 14

## ◆執筆者一覧

### 【編著】

磨田　裕　　横須賀共済病院集中治療科部長
　　　　　　………… p6-8、34-38、40-41、44-47、64-77、92-94、105-106
　　　　　　　　　　　　　　　　　　　　　　　　　　ポケットブック

### 【執筆（50音順）】

今中　秀光　　徳島大学病院ER・災害医療診療部特任教授
　　　　　　……………………………………… p126-141、ポケットブック

大塚　将秀　　横浜市立大学附属市民総合医療センター集中治療部部長・准教授
　　　　　　……………………………………………………………… p48-63

岡田　邦之　　おかだこどもの森クリニック院長 ………………… p84-91

岡田由美子　　おかだこどもの森クリニック看護師長 …………… p84-91

尾﨑　孝平　　神戸百年記念病院麻酔集中治療部・手術部部長 …… p10-33

古田島　太　　埼玉医科大学国際医療センター集中治療科教授 ……… p78-83

芹田　晃道　　社会医療法人宏潤会大同病院診療部NP科・臨床工学技士
　　　　　　…………………………………………………………… p42-43

竹田　晋浩　　かわぐち心臓呼吸器病院院長 …………………… p96-104

栃木　愛子　　元・日本医科大学付属病院看護師 ……………… p96-104

原田　恭子　　元・日本医科大学付属病院集中治療室看護師 …… p96-104

藤本　潤一　　横浜労災病院中央集中治療部副部長 …………… p108-124

＊執筆者の所属・肩書きは2016年5月時点のもの

## ◆編著者プロフィール

**磨田　裕**（うすだ・ゆたか）

| | |
|---|---|
| 1976年 | 横浜市立大学医学部卒業<br>横浜市立大学麻酔科講師、横浜市立大学医学部附属病院<br>集中治療部講師・准教授 |
| 2007年 | 埼玉医科大学国際医療センター麻酔科教授 |
| 2014年 | 同 集中治療科部長（麻酔科教授） |
| 2017年 | 横須賀共済病院集中治療科部長、埼玉医科大学国際医療<br>センター客員教授 |

● 専門領域
集中治療、人工呼吸管理、呼吸生理、呼吸管理の安全管理など
● そのほか、学会役員など
3学会合同呼吸療法認定士 認定講習会 担当講師（第1回～）
● 著書など
『ロールプレイングでみるみる学べるCD-BOOK　入門！ 医療安全 楽しく学ぼう人工呼吸器』（共同監修、メディカ出版）、Hon de ナースビーンズ・シリーズ『人工呼吸器「あんしん・これだけ」ポケットブック』（執筆、メディカ出版）、『早わかり人工呼吸ケア・ノート』（執筆、照林社）、『図説ICU 呼吸管理編 改訂新版』（共同編集、真興交易医書出版部）、『集中治療での鎮静・鎮痛』（執筆、ベネコム）、Nursing mook（31）『もっとも新しい人工呼吸ケア』（編集、学習研究社）など

スマート ナース ブックス
Smart nurse Books 11
## 早わかり人工呼吸器換気モード超入門
― たとえとイラストでかんたんマスター ―

2012年3月10日発行　第1版第1刷
2018年3月20日発行　第1版第8刷

| | |
|---|---|
| 編　著 | 磨田　裕 |
| 発行者 | 長谷川 素美 |
| 発行所 | 株式会社メディカ出版<br>〒532-8588<br>大阪市淀川区宮原3-4-30<br>ニッセイ新大阪ビル16F<br>http://www.medica.co.jp/ |
| 編集担当 | 太田真弓美 |
| 編集協力 | 菅原千聖 |
| 装　幀 | 株式会社創基・市川 竜 |
| イラスト | 村山宇希／林部京子 |
| 写　真 | 上飯坂 真 |
| 印刷・製本 | 瞬報社写真印刷株式会社 |

© Yutaka USUDA, 2012

本書の複製権・翻訳権・翻案権・上映権・譲渡権・公衆送信権（送信可能化権を含む）は、（株）メディカ出版が保有します。

ISBN978-4-8404-4030-1　　　　　　　　　　　　　　　Printed and bound in Japan

当社出版物に関する各種お問い合わせ先（受付時間：平日9：00～17：00）
● 編集内容については、編集局 06-6398-5048
● ご注文・不良品（乱丁・落丁）については、お客様センター 0120-276-591
● 付属のCD-ROM、DVD、ダウンロードの動作不具合などについては、デジタル助っ人サービス 0120-276-592